당뇨병 약 없이 완치할 수 있다

당뇨병 약 없이 완치할 수 있다

지은이_ 윤 태 호

펴낸날_ 개정판 1쇄 2023년 09월 01일
펴낸곳_ 도서출판 행복나무
출판신고_ 2010년 12월 29일   **신고번호_** 제2010-000026호
주 소_ 경기도 용인시 기흥구 사은로 126번길 33
전 화_ 070-4231-6847
팩 스_ 031-285-6847
이메일_ happytree_ok@naver.com

책 값은 뒤 표지에 있습니다. 잘못된 책은 바꾸어 드립니다.
ISBN 979-11-87089-12-4 (13510) (종이책)
ISBN 979-11-87089-13-1 (15510) (PDF)

당뇨병 약 없이 완치할 수 있다

행복
나무

모든 문제에는 원인이 있다. 따라서 문제를 해결하려면 반드시 원인을 찾아야 한다. 원인을 모르면 어떠한 첨단기법을 동원해도 문제를 해결할 수 없다. 원인을 바르게 찾아야 한다는 것은 문제 해결을 위한 대명제다. 하지만 현실에서 대다수 사람은 문제가 발생하면 원인을 찾는 것을 간과하고 해결책을 찾는 데에만 집착한다.

필자는 과거에 기업에서 근무하는 동안 많은 문제를 만났다. 당시 고객사인 미국 · 일본 등 전 세계 유수한 기업의 전문가들과 첨단기법을 동원하여 머리를 맞대고 노력했으나 문제를 해결하지 못해 회사가 곤경에 처한 일이 한두 번이 아니었다. 하지만 원인을 찾고 나면 대부분 문제를 해결할 수 있었다.

필자는 또한, 만성 간염에 이은 간경화와 목디스크 진단으로 병원 치료를 받았지만, 부작용으로 인해 더 큰 질병을 얻었다. 그러한 질병들을 병원 치료 없이 모두 해결했는데 그것은 다름 아닌 정확한 원인진단 덕분이었다. 이러한 경험을 통해 알게 된 것은 '모든 문제에는 원인이 있으며 반드시 원인을 찾아야 문제를 해결할 수 있다.'는 것이다.

현대 의학이 눈부신 발전을 거듭해 오고 있는 것은 사실이다. 하지만 대부분 진단을 위한 발전일 뿐 질병을 정복하는 기술 향상 즉, 문제를 진정으로 해결하는 방법은 아니라는 것이 필자의 견해다.

현대 의학은 질병 치료를 위해 유전공학을 비롯하여 최첨단기법을 동원하고 있지만, 유전공학은 원인을 규명하는 학문이 아니므로 실질적으로 성과를 내지 못하고 있다. 원인을 규명하지 않는 한 어떠한 학문도 질병을 치료하는 데 별 도움이 되지 않는다. 원인 규명과 상관없는 학문은 오히려 질병을 정복하는 데 걸림돌이 될 수 있다.

전 세계 최첨단 의학 정보들을 검토해 보면 문제 해결의 원리를 이해하고 적용한 정보를 거의 찾아볼 수 없다. 대부분 질병의 원인을 언급하지 않고 대책만을 제시하거나, "실험했더니 이러한 결과가 나왔다. 어떤 질병에 걸릴 확률이 몇 퍼센트이다."라고 하는 것이 전부다. 아예 기전(치료되는 메커니즘)을 언급하지 않거나 "아직 기전을 모른다."고 말한다. 병의 원인을 모르면 치료하고도 기전을 알 수 없다. 일부에서는 기전을 언급하지만, 대부분 바르게 전개하지 못하거나 논리적 비약을 하고 있다. 논리 전개상 비약이 있으면 오류가 발생하므로 바른 처방을 기대할 수 없다.

현재 시중에 유통되는 모든 당뇨약은 원인 처방을 하는 것이 아니다. 간이나 소장 혹은 이자에서 정상적으로 분비하는 당이나 소화효소 혹은 호르몬 등을 물리적인 힘으로 강제하여 혈당수치만을 조절한다.

췌장 기능이 정상인 2형 당뇨(혈당만 높은 사람)의 경우 소화기 계통의 장기 기능을 교란시키는 처방을 한다. 1.5형 당뇨 환자에게는 인슐린을 과도하게 분비하게 하는 처방이 이루어진다. 그리고 췌장(베타세포)이 파괴된 1형 당뇨 환자에 대한 처방은 외부에서 인슐린을 투여하여 췌장 기능을 대신할 뿐이다.

전체 당뇨 환자 중 약 85%(2형당뇨)는 당뇨병이 아니다. 그들은 췌장 기능이 정상이다. 다만 인슐린 활용도가 낮을 뿐이다. 따라서 그들에게 필요한 것은 당뇨약이 아니라 인슐린의 이동성과 흡수성을 높일 수 있도록 인체 구조를 바꾸는 것이다. 1.5형 당뇨는 췌장 기능을 회복시켜 주어야 하며, 1형 당뇨는 베타세포가 재생될 수 있는 본질적인 처방을 하면 약 없이 당뇨를 치유할 수 있다.

각종 합병증에 대한 우려로 전 국민을 공포에 떨게 하는 당뇨병, 이 책 내용을 바르게 이해하는 것만으로도 당뇨 환자 대다수가 부작용 많은 약을 먹지 않고 스스로 당뇨를 극복할 수 있을 것이다.

이러한 문제 해결의 지혜를 주신 하나님께 모든 감사와 영광을 돌리며….

2023년 9월에

저자 윤태호

| 목차 |

제5부 당뇨병의 원인

제6부 고혈당 예방과 치유

제7부 당뇨를 예방하고 치유하는 자연요법

제1부
당뇨병에 대한 오해

대다수 사람은

뇨당이 있거나 혈당이 높으면 당뇨로 오해한다.

하지만

당뇨병이 아니어도 뇨당이나 혈당 수치가 높을 수 있다.

실제로

당뇨 판정을 받은 환자 중

당뇨 환자는 최대 15%에 불과하다.

즉, 나머지 85%는 당뇨 환자가 아니다.

| 대다수 당뇨는 당뇨병이 아니다 |

■ 당뇨병의 본질은 췌장의 기능 저하다. 당뇨 환자는 췌장에서 인슐린이 분비되지 못해 혈당은 높은 반면, 세포가 당분을 흡수하지 못하여 세포는 기아 상태에 놓인다. 또 고혈당으로 인해 미세혈관이 막혀 이른바 당뇨 합병증이라는 각종 질병이 발생한다.

당뇨는 소변으로 당이 배출된다고 하여 붙은 병명이다. 하지만 췌장 기능이 정상이라도 혈당이 높아질 수 있을 뿐만 아니라 소변으로 당이 빠져나올 수 있다. 질병을 예방하도록 창조된 인체의 항상성 때문이다.

물론 당이 소변으로 나온다고 하여 바로 당뇨 판정을 내리는 것은 아니다. 혈당이 지속하여 높을 경우 및 당화혈색소 등을 체크하여 당뇨 판정을 내린다. 문제는 일부 병원에서는 혈당이 높다는 사실만으로 당뇨 판정을 내린다는 것이다.

현대 의학은 당뇨를 세 가지 유형 즉, 1형, 1.5형, 2형으로 분류한다. 1형 당뇨는 췌장의 베타세포(인슐린 생산 세포)가 파괴되어 인슐린을 거의 생산하지 못한다. 1.5형 당뇨는 췌장 기능이 떨어져 인슐린 생산량이 부족한 상태다. 2형 당뇨는 췌장 기능은 정상이다.

현대 의학의 당뇨 처방 문제점은 췌장 기능이 정상이면서 단순히 혈당만 높은 사람에게 당뇨(2형)로 판정하여 약을 처방하는 것이다. 혈당이 높아지는 이유가 췌장 기능 저하인 경우도 있지만, 췌장 기능이 정상인데도 혈당이 높은 경우가 대부분(당뇨 환자의 85%) 이다.

건강한 사람도 과식이나 운동 부족으로 세포에서 당을 충분히 흡수하지 못하면 일시적으로 혈당이 높아지는데 이러한 변화는 지극히 정상적인 생리 현상이다. 또한, 췌장에서 인슐린을 충분히 분비해도 인슐린을 활용하지 못하면 혈당이 높아진다. 이 경우를 인슐린 저항성이 높다고 표현하는데, 이 역시도 췌장 기능이 정상이므로 진정한 의미에서 당뇨병은 아니다.

다시 말해서, 공복 혈당과 인슐린 저항성으로는 췌장의 상태를 정확하게 알 수 없다. 이러한 방법으로 당뇨병을 판정하면 오진할 수밖에 없다. 실제로 2형 당뇨 환자는 모두 오진(과잉 진단)에 해당

한다.

당뇨 전문 허 내과의 허갑범 연세대 명예교수와 최영주 내과 의사가 2003년 1월~2006년 6월까지 40개월에 걸쳐 허 내과를 찾은 당뇨 환자 3,357명을 분석한 결과, 1형 당뇨 환자는 불과 2.3%였고, 1.5형은 12.8%, 나머지 84.9%는 2형이었다. 이 데이터는 일반적으로 알려진 1형 당뇨(5~10%), 2형 당뇨(90~95%)의 비율과 유사한 데이터로 신뢰할 수 있는 자료로 보인다. 당뇨 환자 중 약 85%는 췌장 기능이 정상이라는 얘기다.

대한 당뇨병 학회에 따르면, 내당능 장애(인슐린 저항성, 2형)로 진단받은 환자 중 5년 이내에 25%가, 10년 이내에는 60%가 당뇨병(진정한 당뇨=1형 및 1.5형)으로 악화한다고 한다. 즉, 단순히 혈당만 높거나 인슐린 저항성이 높은 사람이 당뇨약을 복용할 경우 상당수가 진정한 당뇨로 바뀐다는 것이다.

만약 인슐린 저항성으로 인해 고혈당인 사람이 당뇨약을 복용하지 않았을 때 당뇨병으로의 진행된 비율이 1년에 5% 미만이라면 당뇨약으로 인해 당뇨병이 유발된다는 사실이 증명되는 것이다. 하지만 안타깝게도 2형 당뇨를 방치(약 복용 안 함)하였을 때 1형 당뇨로의 이행 비율에 대한 연구 결과는 없다.

이에 대하여 참고할 만한 허갑범 교수의 연구 자료가 있다. 그의 연구 자료는 2형 당뇨 환자만을 대상으로 한 역학조사가 아니므로 단순 비교할 수는 없으나, 당뇨인지 모르고 지내던 사람들을 무작위로 진단한 결과 "췌장 기능에 이상이 발생한 환자 수는 전 국민의 1.51%(전 국민 10%가 당뇨이고, 그중 1형 당뇨 환자와 1.5형 당뇨 환자를 합친 비율이 15.1%임)에 불과했다."는 사실과 견주어 보면, 당뇨약을 먹으면 오히려 먹지 않은 경우보다 당뇨로의 이행률이 3배 가까이 높아질 수 있다는 개연성을 엿볼 수 있다.

복지부 통계 자료 중 연령별 1형 당뇨와 2형 당뇨 환자의 비율을 보더라도 40대 이후 연령에서는 2형 당뇨 환자 수가 답보하지만 1형 당뇨 환자 수는 크게 늘어난다. 2형 당뇨로 판정받으면 대부분 당뇨약을 복용한다는 사실을 전제로 하면, 40대 이후에서 1형 당뇨로 진행된 경우 대부분 2형 당뇨 판정 후 약을 복용한 결과라고 볼 수 있다.

2형 당뇨는 운동과 식이요법을 바르게 실천하면 1.5형 혹은 1형 당뇨로 진행하지 않는다. 혹 운동과 식이요법을 실천하지 않아 일시적으로 혈당 수치가 높아지더라도 신장을 비롯한 다른 장기 기능이 정상이라면 당이 소변으로 배출되어 1.5형 혹은 1형 당뇨로 진행하지 않는다. 하지만 약을 복용하면 췌장 기능이 정상인 2형 당뇨 환자 중에서 1년에 5%가 1.5형 혹은 1형 당뇨로 진행한다.

2형 당뇨 환자가 당뇨약을 복용하면 1형 당뇨가 되는 이유를 알아보자.

첫 번째, 당뇨약이 정상적인 인체 시스템을 교란하므로 췌장 기능(모든 장기)이 약화하여 1.5형 혹은 1형 당뇨 환자가 된다.

두 번째, 약으로 과도한 인슐린을 뽑아내므로 췌장이 탈진하여 베타세포가 제 기능을 잃어 1.5형 혹은 1형 당뇨 환자가 된다.

세 번째, 약에 의존하여 환자 스스로 운동이나 식이요법과 같은 근본 치유 방법을 실천하지 않으므로 점차 췌장 기능이 약해져 1.5형 혹은 1형 당뇨로 진행된다.

2015년 현재 당뇨 환자 500여만 명 중 대다수인 425만 명은 당뇨가 아니다. 그들은 단지 혈당이 높다는 이유만으로 본질과는 다른 치료(인슐린 촉진제, 당 생산 억제, 소화력 억제, 호르몬 분비 교란 등)를 받고 있다. 그들에게 당뇨약을 투여하면 많은 부작용과 함께 진짜 당뇨 환자가 된다는 사실을 간과해서는 안 된다.

| 당뇨병은 약 없이 치유할 수 있다 |

■ 한 방송에서 전 대한 당뇨 학회장이 출연하여 자신도 당뇨 환자로 인슐린을 맞고 있다며 직접 인슐린 투여를 공개 시현한 일이 있었다. '당뇨약 투여하는 것을 두려워하거나 부작용을 염려하지 말라는 취지가 아닌가?' 하는 생각이 들었다. 실제로 대다수 당뇨 전문가는 "당뇨는 죽는 날까지 약으로 관리해야 한다."고 주장한다. 하지만 앞에서 언급한 바와 같이 2형 당뇨는 혈당만 높을 뿐 당뇨병(췌장 기능 이상)이 아니므로 약을 사용해서는 안 된다. 특히 당뇨는 치유하면 조금도 어렵지 않게 해결되는 인체 현상이다. 1.5형과 1형 당뇨 또한 원인을 알면 치유할 수 있다.

최근 방송을 통해 당 수치가 400mg/dℓ를 넘어 1,000mg/dℓ까지 올라갔던 당뇨 환자가 뽕잎이나 여주 혹은 숙성 현미밥 등을 먹고 당뇨를 극복한 사례가 소개되고 있다. 심지어 잇몸이 썩거나 시력을 거의 잃었던 중증의 당뇨(1형) 환자들이 식이요법과 운동요법으로 완치하여 더는 약을 먹지 않고 건강하게 사는 사례가 종종 소개되기도 한다. 2형 당뇨뿐만 아니라 1형과 1.5형 당뇨 환자도 자연치유될 수 있다는 사실을 보여주는 사례다.

그렇다면 당뇨 전문가들은 당뇨를 왜 치료할 수 없는 질병이라고 말하는 것일까? 그 이유를 크게 세 가지로 분석할 수 있다.

첫 번째, 병원 처방으로는 치료되지 않기 때문이다. 약으로는 그어떤 질병도 치료할 수 없다. 당뇨로 인해 손발을 절단하거나, 망막증으로 눈을 수술해도 당뇨병이 치료되는 것이 아니다. 그리고 당뇨약으로 혈당을 낮출 수는 있어도 혈당 수치만 낮출 뿐 췌장 기능이 개선되는 것이 아니다. 따라서 의사들은 어떤 약으로도 당뇨병이 치료되지 않으니 치료할 수 없는 질병이라고 생각하는 것이다.

두 번째, 환자에게 치료되는 병이라고 말해 놓고 실제로는 치료가안 되어 평생 약을 먹으라고 하면 의사의 실력을 의심받게 되기 때문이다. 한마디로 면피용이라는 얘기다.

세 번째, 진정한 치료는 환자 자신이 하는 것이므로 환자가 치료 방법을 알면 병원에 갈 필요가 없어져 병원 고객이 줄어든다. 즉, 근본적 치료는 포기하고 혈당만이라도 낮추기 위해 병원을 찾도록 만드는 것이다.

이것은 현대 의학이 진단 장비 기술을 발전시켜 놓고도 질병 치료 기술을 발전시키지 못한 이유와도 맞물려 있다. 모든 병은 원인치료를 해야 완치가 되는데 만약 원인을 찾아서 질병이 완치되면 그 이후부터는 병원을 찾을 이유가 없게 된다. 즉, 병이 재발해야 병원의 경영 실적이 좋아진다는 얘기다. 이 내용은 SBS 스페셜에 출연한 다수 의사의 고백이다. 심지어 그들은 "없는 병도 찾아내어(과잉 진단) 장기를 제거해야 병원이 생존할 수 있다."고 말한다. 특히 "보험수가가 적용되지 않는 경우는 대부분 치료할 필요가 없는 과잉 진단에 해당하며, 돈을 벌기 위해서 건강한 사람에게 약을 처방한다."고 말했다. 그들은 "의료수가가 지나치게 낮기 때문에 정직하게 진료를 해서는 망할 수밖에 없는 구조"라고 주장하면서 거의 모든 병원이 그러한 행태를 보인다고 말했다.

하지만 2023년 현재 우리나라 진료비가 한 해 정부 총예산의 18%에 달하는 115조나 되는 점을 감안하면 과연 그런 주장은 설득력을 얻기 어렵다. 만약 그들의 주장처럼 국민이 낸 건강보험료가 과잉 진료에 사용되고 있다는 것이 사실이라면 그 점 또한 철저하게 점검해야 할 일이다.

| 원리를 무시하는 현대 의학 |

■ 원인을 찾지 않는 현대 의학

모든 문제에는 원인이 있으며 원인 처방을 해야 질병도 치료된다. 부부 싸움에도 원인이 있고, 이혼하는 데도 원인이 있으며, 아이가 우는 데도 원인이 있다. 만약 부부 싸움을 해결하겠다며 꽃다발을 선물한다면 부부 싸움이 줄어들까? 일시적으로 봉합될 수도 있겠지만, 부부 싸움의 원인이 남편의 외도였다면 외도를 멈추어야 문제가 해결되는 것이다.

또한, 자녀가 친구들로부터 놀림을 받는다면, 그 이유가 몸 냄새 때문인지, 아니면 코를 흘려서인지, 잘난 체하기 때문인지 그 원인을 찾아 제거해야 비로소 문제가 해결된다. 원인을 무시한 채 놀리는 아이를 야단치거나, 혹은 서로 잘 지내라며 회유하는 방법으로는 문제를 본질적으로 해결할 수 없다.

현대 의학은 당뇨병을 필두로 암 · 고혈압 · 아토피 · 심근경색 · 통증 · 아토피 · 뇌졸중 등에 대한 근본적 치료 방법을 내놓지 못하고 있다. 일부 부분적인 치료 사례를 두고도 그 메커니즘을 밝히지 못해 "맞다, 틀리다."며 논란이 크다. 논란의 이유는 질병에 대한 명확한 원인을 알지 못하기 때문이다.

전 세계 의학계에서 나오는 논문을 살펴보면 대부분 기전을 아예 언급하지 않거나 '아직 기전을 모른다'고 말한다. 기전이란 '어떤 처방을 통해 질병이 치료되는 상세한 과정'을 의미한다.

현대 의학은 아직도 암 · 고혈압 · 당뇨 등의 원인을 밝히지 못한 상태다. 원인을 알지 못하므로 치료 사례가 있어도 기전을 밝힐 수 없을 뿐만 아니라 바른 처방이 나올 수도 없으며 대부분 부작용이 따른다. 약으로 인한 부작용은 대부분 본래의 질병을 보다 더 위중한 상태로 만든다.

방송에서 각 분야 최고의 전문가라는 사람들이 질병에 대하여 설명하거나, 각종 건강 관련 카페에서도 '무슨 질병에는 무엇을 먹어라'라고 방법만 제시하지만 질병이 치료되는 메커니즘을 밝히지 못하고 있다. 질병을 치료하고도 왜 치료가 되었는지 설명하지 못하면 완전한 정보라고 할 수 없다. 왜냐하면, 사례자가 주장한 처방 이외의 다른 요소가 치료에 긍정적으로 영향을 미쳤을 수도 있기 때문이다.

바른 의학 정보는 치료의 기전이 있어야 하는데, 기전을 밝히기 위해서는 반드시 원인을 알아야 한다.

■ 원인을 모르는 치료는 부작용이 따른다.

원인에 대한 언급 없이 내놓는 대책을 무턱대고 믿고 따르는 것은 매우 위험한 일이다. 심지어 죽음을 초래하는 부작용조차 호전반응으로 오해하여 잘못된 처방을 계속하는 일이 비일비재하게 벌어지고 있다.

최근 국민적 관심사인 암을 예로 들어보자. 암의 원인은 만성적인 산소부족이다. 하지만 전 세계 의학계가 산소부족을 부추기는 처방을 하여 많은 환자를 죽음으로 내몰고 있다. 대표적인 예로 항암제를 사용하면 구토·메스꺼움·두통·식욕부진·면역 저하 등의 증세가 나타난다. 이러한 증상은 세포에 산소가 부족하다는 신호이며 심할 경우 사망에 이르기도 한다. 이러한 처방은 암의 원인을 찾지 못하여 발생하는 비극이다.

미 국립암센터는 "1971년 이래 40여 년 동안 천문학적 자금인 20조 달러를 투입하고도 암의 원인을 알 수 없다."며 2008년 암과의 전쟁에서 패배를 선언했다. 일본 의학계에서 신의 손으로 불리는 도시

코 야야마 박사는 "암을 잘라내고 잘라내도 재발하였다."고 말하면서 메스를 버렸다. 면역학의 대가 아보 도오루 교수는 "항암제로는 단 한 명도 치료할 수 없었다."고 했다. 세계적 핵의학 권위자 김의신 박사는 "암은 원인을 알 수 없는 병이며, 100% 유전으로 조상으로부터 물려받는다."고 했다. 그들의 주장대로 암의 원인이 유전이라면 유전자를 바꾸어야 한다. 즉, 암은 치료할 수 없는 질병이라는 결론이 나온다.

대다수 질병을 "원인이 없거나 유전이다."라는 현대의학의 주장은 사실이 아니다. '모든 결과는 원인으로부터 비롯된다.'는 대명제가 있기 때문이다. 원인이 분명하고 치료가 가능한 질병을 유전이라고 몰고 가서 '치료할 수 없는 병'이라는 잘못된 인식으로 많은 환자가 암 극복에 대한 희망을 잃고 죽음의 공포에 떨고 있는 것이 현실이다.

모든 질병은 반드시 원인을 알고 원인을 제거해야 재발을 막을 수 있다. 쉬운 예를 들어보자. '아스팔트 도로에 떨어진 금속 파편으로 인해 운행하는 차량이 타이어 펑크로 사고가 발생한다.'고 하자. 펑크가 날 때마다 타이어를 때워도 그 도로에서 운행하면 금속 파편으로 인해 또 사고가 발생할 것이다. 이러한 사고를 근본적으로 예방하려면 도로 위의 금속 파편을 제거하는 것이 근본적인 해결 방법이다.

전 세계의 대다수 암 환자는 "암의 원인을 모른다."고 말하는 의사들로부터 처방을 받고 있다. 전 세계적으로 한 해 600만 명 이상의 암 환자가 사망하며 우리나라에서도 한 해 약 8만 명이 사망한다. 수술과 항암제로 암세포를 제거하더라도 본래 암이 발병했던 원인을 제거하지 않으므로 절반 이상 다시 재발한다. 물리적으로 암을 제거하는 방법을 사용하면 산소결핍을 더욱 극심하게 만들어 정상세포마저 파괴되거나 결국 생명을 잃을 수 있다.

고혈압도 산소결핍을 해소하기 위한 인체의 자구책이라는 명확한 원인이 있다. 그런데 원인을 찾지 않고 심장의 힘을 약화하거나 물을 강제로 배출시키는 약을 사용하므로 정작 세포가 필요로 하는 산소를 공급하지 못해 심장으로써는 설상가상의 상황이 된다. 이는 마치 배고파 우는 아이를 울지 말라며 굶기는 것과 같다.

치매·뇌경색 환자가 급증하는 이유도 혈압약 처방과 무관하지 않다. 뇌세포에 산소를 공급하기 위해 혈압을 높이는 것인데, 혈압약으로 심장이 힘을 쓰지 못하게 강제하므로 뇌세포에 산소가 공급되지 못하여 뇌경색과 치매가 발생하는 것이다.

현대 의학은 '혈압약을 복용하면 암 발병이 2.5배 이상 증가한다.'고 밝혔다. 그러나 왜 그러한지 이유를 알지 못하므로 혈압이 높은 암 환자에게 산소결핍을 유발하는 혈압약을 처방하는 것이다. 고혈압 환자가 혈압약을 복용하면 결국 세포에 산소를 공급할 수 없게 되므로 암이나 당뇨 발병은 물론 건강이 더욱 악화한다.

의사들이 고혈압이나 암의 원인을 바로 알고 있다면 암 환자에게 혈압약을 처방하지 않을 것이다. "혈압이 높은데 약을 먹지 않으면 위험하지 않으냐?"고 반문하겠지만, 평소 혈압이 높다고 해서 뇌혈관이 터지는 것은 아니다. 혈압이 높으면 혈관이 터질 가능성이 높은 것은 사실이지만, 실제 혈관이 터지는 것은 평소의 혈압 수치나 혈압약 복용 여부와 상관없이 극심한 스트레스 상황에서만 나타나는 현상이다. 즉, 혈압약을 복용하면 만성적으로 체내 산소를 부족하게 만들 뿐 아무런 득이 없다.

▣ 원인을 모르면 기전도 밝힐 수 없고 위험에 노출된다.
치료의 기전을 모르면 옳고 그름을 판단할 수 없으므로 바른 방법을 선택하기 어렵다. 가령 치료 사례가 있어도 인정을 받기 어려울 뿐만 아니라 논란이 따른다. 병을 더 악화시키는 처방을 하면서도 치료되는 것으로 오해하여 치료를 계속하는 일이 벌어진다. 실제 암 치료 현장에서 이러한 일이 만연하고 있다. 이러한 상황에서 논란을 정리할 수 있는 것이 기전(치료되는 메커니즘)이다.

2014년 7월 7일 한 종편에서 한약의 항암효과를 두고 양·한의학계가 흥미로운 논란을 벌였다. 한의사들은 주로 다수의 중국 논문을 인용하며 "한약재의 항산화 성분을 통해 암이 치료된다."고 말하면서 한약의 항암 효과를 알리려고 노력했다.

이에 맞서 국립암센터의 암 전문의는 다수의 서양 논문을 인용하며 "한약은 암에 효과가 거의 없다."며 한의사들의 주장을 일축하였다. 그리고 박00 가정의학과 교수는 "항산화 성분이 건강에 좋은 것으로 알려졌지만 암 치료에서는 다르다. 항암제를 사용하면 활성산소가 발생하여 암세포를 죽이는데 항암치료 중에 항산화 성분을 섭취하면 활성산소가 억제되어 암세포를 죽이지 못해 암 치료 효과가 줄어든다. 항암치료 중에는 항산화 성분을 먹어서는 안 된다."고 말했다. 박 교수의 마지막 한마디에 한의사들은 매우 불편한 표정을 지으면서도 더는 반격을 가하지 못하고 토론이 일단락되었다.

사례까지 제시한 한의사가 승리하는 분위기였으나 표면상 양의사들이 판정승을 거둔 것이다. 당시 한약의 항암 효능에 대한 본질을 다루지 못한 토론 결과에 대해서 방청객들은 매우 혼란스러워했다. 심지어는 농담 반 진담 반으로 자신이 암에 걸리면 양의사나 한의사보다는 정신과 의사를 찾겠다는 보조패널의 발언까지 나오는 진풍경이 연출되었다.

그렇다면 도대체 무엇이 진실인가? 마지막 박 교수의 말은 암세포를 제거하는 측면에서는 맞는 말이지만 본질적으로는 매우 위험한 결과를 초래하는 주장이다. 그런데도 이 주장에 한의사들이 반박하지 못하고 불만스러운 백기를 든 이유는 무엇일까? 그것은 양쪽 모두 암의 원인을 몰라 자신들이 주장하는 내용에 대한 기전을 밝히지 못했기 때문이다.

항암제를 사용하면 많은 활성산소가 발생하여 암세포가 사멸된다. 제약사와 의사들은 이를 항암제라고 부르고 환자는 항암 후유증이 고통스러워도 항암제를 받는 것이다. 하지만 항암제로 인해 암세포가 사멸되면 그에 비례하여 정상세포도 타격을 받는다. 항암제가 일부 증식하는 암세포를 사멸하는 것은 사실이지만, 암세포보다 최소 1,000배에서 5,000배나 더 큰 정상세포가 죽거나 암에 노출된다. '암세포가 사멸되는 사실'만을 염두에 두고 '정상세포가 죽는다는 사실'을 간과한 결과다.

오늘날 현대 의학이 암을 정복하지 못한 이유는 바로 암의 원인을 찾아 제거하는 것이 아니고 오로지 암세포 죽이기에만 집착한 결과다. 항암제로 암세포를 죽이는 것은 빈대(단 1~2g의 암세포)를 죽이려다가 초가삼간(몸 전체) 다 태우는 격이다. 당뇨도 마찬가지다. 혈당만을 낮추겠다며 처방해서는 안 되는 약을 처방하는 것이다.

현대 의학은 '활성산소가 암의 원인물질' 이라고 스스로 밝힌 점만 보아도 활성산소를 유발하는 항암제가 정상세포를 훼손하는 발암물질임을 자인한 것이다.

그렇다면 이 논란을 정리해 보자.

암세포를 죽이는 방법으로는 절대로 암을 정복할 수 없다. 환자의 생활을 바꾸지 않는 한 암은 다시 발병할 것이기 때문이다. 이 논리는 표적항암제에도 그대로 적용된다.

한약의 항산화 성분은 인체에서 어떤 역할을 할까? 항산화 성분은 몸속에 들어오면 말 그대로 활성산소를 억제한다. 활성산소는 불안정한 산소로 세포를 산화하는 물질이지만, 항산화 성분은 활성산소의 활동을 억제하여 세포의 산화를 막는 역할을 한다. 즉, 항산화 성분은 정상세포가 암세포로 바뀌는 것을 억제하고 암세포를 정상세포로 바뀌게 한다.

현대 의학에서는 암세포의 비가역성을 주장하며 암세포가 되면 다시는 정상세포로 돌아오지 못한다고 주장하지만, 그것은 전혀 사실이 아니다. 암세포는 언제든 정상세포로 되돌아올 수 있다. 이것은 필자의 일방적 주장이 아니다. 많은 실험 결과가 있으며 그것은 다름 아닌 현대 의학 스스로가 밝힌 사실이다.

녹차 · 키위 · 토마토 · 버섯 등을 일정 기간 사람과 동물에 투여하자 짧게는 수개월 이내에 대부분의 암세포가 정상세포로 바뀌었다. 각각의 식재료에 들어있는 카테킨, 리코펜, 비타민, 베타글루칸 등의 항산화 성분이 활성산소를 억제하므로 혈류가 개선되어 암세포가 정상세포로 바뀐 것이다.

세포학에서는 이를 세포의 자멸이라고 표현하여 세포가 자살했다고 주장하는데 그 또한 오해다. 일부 세포는 정상세포로 바뀌고, 일부 세포가 죽는 것은 정상세포로 바뀌고 나서보니 정상세포로서는 이미 수명을 다했기 때문에 자연사하는 것이다. 세포가 원하던 산소를 공급해 주었는데 세포가 자살할 이유가 있겠는가? 이 주장 역시 암세포를 죽여야 한다는 집착으로 인해 나온 해석오류다.

항암제를 사용하면 독성으로 모든 세포를 죽인다. 하지만 한약의 항산화 성분은 항암제의 독성을 해독하므로 암세포를 정상세포로 만들고 정상세포는 더욱 건강하게 만든다. (그렇다고 한약만이 그러한 효능이 있다는 의미는 아니다. 논쟁만을 두고 언급하는 것이다) 이러한 사실을 모르고 한의사들이 억울하게 판정패를 당한 것이다.

현대 의학의 문제점을 비판하면서도 한약만으로 잘 듣지 않으면 (종합적으로 이해하지 못하고 단순 임상 혹은 한의서대로만 처방하기 때문) 항암제를 함께 사용하는 한의사도 있다. 환자가 "당신 말을 믿고 항암을 거부하고 한의사를 찾았는데 암이 왜 안 줄어드느냐?"며 불만을 제기하기 때문이다.

그러한 처방은 말 그대로 독(항암제) 주고, 약(한약) 주고의 전형적인 사례다. 항암제가 더 강하면 상태가 나빠지고 항산화 성분이 강하면 증상이 호전된다. 하지만 독은 절대 사용해서는 안 된다. 몸에 좋은 것만 사용해야 한다.

현재 암에 대한 전 세계의 논문 중 실험 결과에 대한 기전을 밝힌 논문을 찾아볼 수 없다. 그러한 논문을 비판 없이 인용하는 것은 매우 위험하다.

만약 누군가가 "특정 약이나 혹은 물이 암을 치유한다."며 실험 결과만 제시하고 기전은 밝히지 못하거나 밝히지 않았다고 해보자. 그러한 실험 결과를 그대로 인정하고 적용해도 될까?

물이나 약을 팔아먹기 위한 실험 결과는 얼마든지 조작할 수 있다. 하지만 기전을 조작하는 것은 불가능하다. 기전을 설명하는 과정은 논리 정연해야 하며 논리적 비약이 없어야 보통의 상식을 가진 사람이 이해할 수 있기 때문이다. 논문이나 실험 혹은 경험이 진실일 수는 있으나, 기전이 없는 주장을 따르면 위험에 처할 수 있다. 특히 그러한 정보를 제공하는 사람이 이해관계에 있을 경우라면 더더욱 조심해야 한다.

의학정보는 실험이나 사례가 있다면 반드시 기전(논리적 전개 과정)이 있어야 한다. 혹 누군가가 이 약을 먹으면 병이 낫는다고 주장한다면 치료의 기전을 요구해야 한다. 적어도 질병에 대하여 아는 사람이라면 주장하는 바가 사실인지 아닌지를 판단할 수 있을 것이다. 판단하지 못한다면 그동안 잘못된 정보에 휘둘려 왔거나 앞으로도 휘둘릴 수밖에 없다.

목숨을 살리기 위해서 돈을 아낄 일이 아니다. 하지만 돈이 많이 들어가는 방법으로는 목숨을 살릴 수 없다. 우리 몸은 생활 일부를 바꾸는 것만으로 정상을 회복할 수 있도록 창조되어 있기 때문이다.

대체로 금전적 비용을 많이 요구하는 방법은 대부분 부작용이 따른다. 일부 미미한 효과를 과대 포장하여 돈벌이에 이용하는 것이다.

질병은 어떤 하나의 처방으로 치유되는 것이 아니다. 종합적으로 이해하고 원인 처방을 해야 한다. 그리고 대부분 환자 스스로 해야 할 일이지 누구도 대신할 수 없다. '자기 자신에게 질병이 왜 발병했는지? 그렇다면 생활 중 어떠한 것들이 질병을 발병하게 하였는지?' 각자가 판단해야 한다. 따라서 환자 혹은 가족이 '질병이 왜 발병하며 발병한 원인을 치유하기 위해서는 어떻게 해야 하는지'에 대한 질병의 원인과 치유의 메커니즘을 반드시 알아야 한다.

■ 모든 치료는 반드시 재발한다.

병원에서는 질병을 치료만 할 뿐 치유하지 않는다. 치료는 질병이 생겼을 때 이미 발생한 결과를 제거하는 것이다. 원인을 제거하지 않으면 본래 질병이 발병했던 원인 요소로 인해 재발할 수밖에 없다.

치료란 본래의 상태로 되돌리는 것을 의미하는데, 증상만 억제하거나 몸에서 꼭 필요한 장기를 제거하는 방법을 치료라고 볼 수 없다. 혹자는 "병원에서 치료받고 병이 없어지는 경우도 있다."고 반문하겠지만, 진정으로 병이 없어진 것은 환자가 알고 했든 모르고 했든 환자 스스로 원인을 치유한 결과다.

통증을 예로 들어보자. 통증은 '세포가 위험한 상태에 처했음을 즉, 세포의 산소 부족을 뇌에 알리는 신호'다. 통증으로 내원하면 병원에서는 통증의 원인을 찾지 않고 진통제를 처방한다. 진통제는 위험 상태를 방치한 채 신경전달 체계를 무력화한다. 따라서 신경이 정상으로 살아나면 다시 통증을 느끼게 되므로 수개월에서 수년, 길게는 수십 년 동안 처방을 하는 것이다.

진통제로도 통증을 억제하지 못하면 감각 신경을 파괴하여 위험 신호 전달체계를 영구적으로 무력화시키는 시술이 이루어진다. 재발을 막겠다는 명목하에 정상적인 인체 기능이 마비되므로 부작용이 따를 뿐만 아니라 원인 처방이 아니므로 반드시 재발한다.

■ 당뇨병은 원인을 알고 치유해야 한다.

당뇨를 치료하려면 췌장 기능이 약해진 원인을 알아야 한다. 하지만 현대 의학은 당뇨의 원인을 알지 못하므로 원인을 그대로 방치한 채 췌장이 할 일을 평생 약으로 대신하게 한다.

더욱 큰 문제는 췌장이 정상인 사람에게도 약을 처방하여 결국 당뇨 환자로 만든다는 것이다. 또 일부 당뇨를 치료한 사례가 있지만, 치료의 기전이 없는 개인적 경험이나 임상적인 결과에 불과하다.

병의 원인을 모르면 치료 방법의 옳고 그름을 판단하지 못할 뿐만 아니라 여러 가지 당뇨 유발 요인을 무시하는 처방으로 인해 치료 효과가 반감될 수밖에 없다. 예를 들면, "당뇨를 치료하려면 양파를 섭취하라."고 하면서 저염식 처방을 하면 양파 효과는 보겠지만, 저염식으로 인해 치료 효과가 반감되는 것이다.

모든 질병에는 원인이 있으며 췌장 기능이 약해진 데에도 분명한 원인이 있다. 그러므로 반드시 췌장 기능이 약해진 원인을 알고 원인 처방을 해야 췌장 기능을 회복할 수 있다.

| 당뇨 조기 진단은 불행의 시작이다 |

■ 조기 진단 결과는 병을 악화시킨다.

의사들은 "고혈압·암·당뇨병은 초기 증상이 없으므로 자각증상을 느꼈을 때는 이미 치료 시기가 늦었다."고 말한다. 이로인해 증상이 없더라도 질병을 조기에 진단하라는 말이 설득력을 얻는다. 고혈당으로 인한 합병증을 예방하기 위해 "당뇨를 조기에 진단하여 대책을 세우자."는 것이 당뇨 조기 발견의 취지다.

하지만 조기 진단은 질병에 대해 바른 조처를 할 수 있을 때에만 의미가 있다. 만약 치료한 결과 병을 더 악화시키거나 부작용으로 인해 본래의 병보다 더 큰 위협이 된다면 조기 진단은 오히려 불행한 일이 되는 것이다.

그렇다면 현실은 어떠한가? 과연 당뇨나 암 혹은 고혈압을 조기 진단하면 병의 진행을 막고 건강하게 될까? 아니면 부작용으로 오히려 건강을 잃게 될까?

2023년 현재 우리나라 당뇨병 증가율은 전 세계에서 가장 높은 사실에 대하여 의사들은 서구식 식생활로의 변화를 이유로 들고 있다. 물론 일부 맞는 분석이지만, 당뇨 환자가 증가한 가장 큰 이유는 췌장 기능이 정상인(2형 당뇨) 사람까지 당뇨 환자로 포함한 결과다. 즉, 과잉 진단의 결과라는 것이 필자의 판단이다.

당뇨 환자에 대한 바른 처방은 췌장 기능을 회복시키는 것이다. 당뇨약은 단지 혈당만 낮추기 위해 인체의 자율 기능을 강제하는 것으로 췌장 기능 회복과는 무관한 처방이다.

조기 진단(2형 당뇨)으로 당뇨약을 복용하면 췌장 기능 저하는 물론 저혈당·심부전 등 고혈당보다 훨씬 더 심각한 부작용이 발생한다. 식단과 운동을 통해 해결할 수 있는데도 불구하고 당뇨라는 낙인을 찍어 평생 부작용 많은 약을 처방해서는 안 된다는 얘기다.

이 주장에 당뇨 전문의들은 "2형 당뇨라도 고혈당으로 인한 합병증이 우려되므로 합병증을 예방하기 위한 조치가 필요하다."고 반박할 것이다. 백번 맞는 주장이다. 하지만 2형 당뇨 환자에게 처방되는 약은 정상적으로 작동하는 호르몬을 교란시키는 처방으로 원인치료가 아니고 큰 부작용이 따른다는 사실을 알아야 한다.

당뇨병을 조기 진단(2형 당뇨)하여 약을 먹을 경우 구토, 식욕부진,

소화불량, 어지럼증, 탈진, 만성피로, 면역력 저하, 신부전, 뇌졸중은 물론 심하면 쇼크사를 일으킬 수도 있다.

이처럼 췌장 기능이 정상인 사람에게 약을 처방하여 그중 1년에 약 5%(약 미복용 환자는 연간 1.51%)에 해당하는 사람이 진짜 당뇨 환자로 되는 것은 결코 행운이 아니다.

암에 대한 처방 또한 다르지 않다. 단 1g도 안 되는 암세포가 발견되면 수술에 이어 항암제와 방사선 치료가 뒤따른다. 특히 항암제로 인해 구토·두통·메스꺼움·식욕부진·감염·전신피로 증세가 나타나는데, 이러한 증상은 산소 결핍일 때 나타나는 증상이다.

항암제를 사용하면 대략 60% 가까이 암이 재발한다. 재발한 암은 처음에 발생했던 암과는 비교도 안 되는 위중한 암으로 재발하여 많은 환자가 죽는다. 극심한 산소 결핍은 생명을 잃게 한다. 단 몇 그램의 장애 세포유전자 변이 세포를 죽이려다가 그보다 5,000배 이상 큰 정상세포마저 위험에 빠뜨리는 것이 바람직할까?

강남 3구의 갑상선암 환자 수가 다른 지역(강원도)보다 4배 더 많은데 그 이유는 바로 암 조기 진단으로 인한 결과다. 다시 말해서 강남 주민(주로 여성) 중에는 시간적·경제적인 여유로 정기 검진하는 사람이 많아 갑상선암 환자 수가 많은 이유다. 그들 중 90% 이상이 1g 내외인 무증상의 조기암이지만, 수술과 방사선 동위원소 처방을 통해 대부분 갑상선 전체를 제거하고 평생 갑상선 호르몬을 복용한다.

대부분 무증상이었던 건강한 사람이 중요한 장기를 잃고 죽는 날까지 약으로 사는 것이 과연 행운일까?

당뇨 진단을 받고 약 처방을 받은 환자라면 자신이 복용하는 약에 대한 기전을 알아야 한다. 또 약이 인체에 어떤 영향을 미치는지도 꼼꼼히 따져봐야 한다.

| 당뇨약은 생리작용에 역행하는 처방이다 |

■ 전체 당뇨 환자의 85%에 해당하는 사람에게 바른 처방 즉, 과
식을 피하고 운동량을 늘리라는 처방만 한다면 조기 진단의 의미가
있다. 하지만 현실은 전혀 그렇지 못하다. 물론 병원에서는 운동과
식이요법을 권하지만 대부분 당뇨약도 함께 처방한다. 이 경우 환
자들은 대부분 약에만 의존하므로 실질적으로는 약만 처방받는 것
과 크게 다를 바 없다.

당뇨약은 대부분 혈당을 낮춘다는 명목하에 정상으로 작동하는
호르몬을 비정상으로 만들어 혈당만 낮추는 것이다. 예를 들면, 인슐
린이 정상적으로 분비되는 사람에게 인슐린 촉진제를 투여하여 인슐
린을 과도하게 분비하게 하거나 당 생산을 억제한다며 소화력을 떨
어뜨리는 등의 방법으로 혈당을 낮추는 것이 당뇨약이다. 이러한 처

방은 고혈당의 원인과 전혀 상관없는 매우 잘못된 처방이다.

정상으로 작동하는 췌장에서 인슐린을 강제로 과도하게 뽑아내면 결국 췌장이 어떻게 되겠는가? 또한, 나이가 들어 소화력이 떨어진 사람에게 당 생산을 억제한다며 소화력을 더욱 약화하면 어떻게 되겠는가?

췌장 기능이 정상인(2형 당뇨) 사람에게 당뇨약을 처방하면 췌장 기능이 훼손되어 진짜 당뇨(1형 혹은 1.5형) 환자가 되는 것이다. 약에 의해 췌장 기능이 약해지면 결국 인슐린을 분비하지 못해 외부로부터 인슐린을 투여해야 하는 상황에 이른다. 1.5형 당뇨나 1형 당뇨에 대한 처방 또한 췌장 기능을 회복시키는 처방이 아니다.

췌장 기능이 떨어졌으면 췌장 기능을 회복시켜야 하고, 베타세포가 망가졌으면 베타세포를 회복시켜야 한다. 그런데 문제의 본질을 그대로 방치한 채 췌장이 해야 할 일을 약으로 대신하게 하므로 췌장 기능이 회복될 가능성이 영구적으로 차단되는 것이다.

약은 그 어떤 약이든 원인을 치유하지 못할 뿐만 아니라 부작용만 부른다. 따라서 견딜 수 없는 통증이 아니라면 약을 먹지 않는 것이 좋다.

전 세계적으로 의료비를 적게 쓰는 나라일수록 장수한다. 20년 전 일본 내 최단명 지역이었던 나가노현 주민의 일본 내 평균 수명이 현재 1위가 되었는데 그 이유 중 하나는 약을 줄였다는 것이다. 나가노현의 노인 의료비는 오키나와의 70%에 불과하다.

의료선진국인 이스라엘·일본·스웨덴·미국 등에서 의사들의 파업 기간에 사망자가 거의 절반 가까이 줄었으나 파업을 철회하자 다시 사망자 수가 원상 복귀되었다는 사실 역시 같은 이유로 해석할 수 있다.

| 당뇨는 유전이 아니다 |

■ 모든 질병을 유전으로 보는 현대 의학

현대 의학은 암·고혈압·아토피·당뇨 등 대부분 질병의 원인을 유전으로 보고 있다. 유전이라고 보는 학자들은 '부모가 특정 질병인 경우 자식에게서도 같은 질병이 발병하는 비율이 그렇지 않은 경우보다 높다.'는 사실을 근거로 든다.

즉, 부모가 당뇨일 경우 그렇지 않은 경우에 비하여 당뇨 발병 비율이 3배 이상 높다는 이유를 들어 당뇨를 유전으로 보는 것이다.

KBS 대기획 '당뇨와의 전쟁'에서, 서울대 당뇨병 유전체 연구센터는 5명의 9세~17세 어린이를 대상으로 '부모 혹은 조부모가 당뇨인 경우 자녀의 당뇨 여부'를 조사했다. 그중 40%인 2명이 당뇨였고, 나머지 3명도 체질량 지수가 기준치를 크게 웃도는 고도비만이거나 혈중지질이 높은 대사증후군이었다. 이를 두고 당뇨 전문가(서울대 내분비내과 조영민 교수 외)들은 당뇨의 유전 가능성을 언급한 바 있다.

당뇨의 유전 가능성을 진단하는 전문가들은 같은 환경에서 생활했음에도 불구하고 민족별 당뇨 발병 비율이 다르다는 사실을 근거로 든다. 실제 우리나라에서 하와이로 이민 간 사람들이 미국인보다 당뇨에 3~4배나 더 많이 걸리는 것으로 밝혀졌다. 이러한 사실을 근거로 '우리나라 사람은 당뇨에 잘 걸리는 유전자를 가지고 태어났다.'고 분석하고 있다.

서울성모병원 윤건호 교수는 '한국인은 유전적으로 췌장의 베타세포가 작아서 인슐린 분비 능력이 떨어지므로 당뇨병 환자가 많다.'고 분석했다. 그리고 허갑범 박사를 비롯한 다수의 당뇨 전문가는 인슐린 분비 기능이 떨어진 원인은 '70년대에 못 먹어 췌장이 발달하지 못했기 때문'이라며 그들도 역시 유전으로 분석했다.

일각에서는 한국인이 당뇨에 많이 노출되는 이유를 '과거에 먹지 못해서 약해진 췌장 기능이 유전되어 당뇨가 많이 발병한다.'고 분석한다.

과연 이러한 내용은 올바른 분석일까?

■ 당뇨 유전설은 현상에 대한 해석 오류다.

당뇨 전문가들은 다양한 통계적 사실을 근거로 당뇨를 유전이라고 주장한다. 부모가 당뇨인 경우 그렇지 않을 경우에 비하여 당뇨병에 노출될 확률이 3배(구체적으로는 부모님 모두 당뇨일 때 30%이고, 부모님 중 한 분만이 당뇨일 때 15%이며, 부모 모두 당뇨가 아닌 경우 약 10% 내외다) 높다는 사실만으로 '당뇨가 유전된다.'고 해석하고 있다. 하지만 그것은 현상에 대한 명백한 해석오류다.

부모가 모두 당뇨일 경우 자녀에게서 당뇨가 발병하는 15%~30%가 유전에 의한 결과라면, 역설적으로 부모가 당뇨이지만 70%~85%의 자녀에게서 당뇨가 발병하지 않는 사실을 유전이라는 말로 어떻게 설명할 것인가?

그리고 더욱 큰 틀에서 본다면 국내 500만 명의 당뇨 환자의 경우 대부분 유전자가 전혀 다른데도 같은 형태의 당뇨가 발병한다는 사실 또한 유전이 아님을 방증하는 것이다.

이 두 가지의 사실을 통해 당뇨는 유전이 아니고 분명한 원인으로 인해 발병한다는 사실을 알 수 있다.

당뇨 전문가들은 '미국인보다 한국계 하와이 이민자에게 당뇨가 더 많이 발생한다.'는 사실을 근거로 당뇨가 유전에 의한 질병이라고 말한다. '같은 환경에서 생활하지만, 한국인이 당뇨에 더 많이 걸리는 것은 유전이 아니고 무엇이냐?'는 것이다. 그 또한 현상에 대한 해석 오류다.

한국인이 당뇨에 많이 걸리는 이유는 갑자기 변한 생활환경(고지방식과 운동 부족) 때문이다. 즉, 과거에는 적은 열량을 섭취했기 때문에 인슐린을 많이 분비할 필요가 없어서 췌장이 발달하지 않은 상태였다. 그런 상태에서 환경 변화로 인해 갑자기 '많은 열량을 섭취한 것'이 고혈당을 만든 것이다. 즉, 유전자의 문제가 아니라 생활습관이 바뀐 것이 원인이다.

만약 미국인도 자신들의 인슐린 분비 능력을 초과하는 열량을 섭취하면 하와이 이민자처럼 당뇨병이 발병할 수 있다. 그러므로 당뇨는 유전이 아니고 원인 질병임을 알 수 있다. 이 주장을 뒷받침하는 연구 결과가 있다.

워싱턴의대 내분비내과 윌프레드 후지모토 교수는 '한국인 당뇨 환자는 대부분 이민 1세였다. 그리고 탄수화물·채소 위주의 식생활을 하던 한국 및 일본인이 이민 후 미국인과 거의 같은 육식을 하였다.'고 밝혔다.

만약 미국으로 이민을 간 한국인도 과거처럼 고열량식을 피하고 충분한 운동을 하면 당뇨는 곧 사라질 것이다. 유전자를 바꾸지 않고 생활환경만 바꾸어도 당뇨에서 해방되는 상황을 어찌 유전이라고 분석한단 말인가?

일부 전문가들은 한국인의 경우 베타세포가 작아 인슐린을 충분히 분비하지 못하는 유전적 요인을 갖고 있다고 분석한다. 이 또한 명백한 해석 오류다.

성모병원 윤건호 교수는 '베타세포가 작아도 건강한 사람이 있고, 베타세포가 크더라도 당뇨인 사람이 있다.'는 사실을 밝혔다. 이 사실은 당뇨병에 걸리느냐 안 걸리느냐 하는 것은 섭취한 열량을 충분히 소비하는가에 따라 결정되는 것이지 결코 췌장의 크기_{유전}와는 상관없다는 것이다. 운동선수들의 경우 일반인보다 음식을 두세 배 더 먹어도 당뇨에 걸리지 않는 것처럼 말이다. 운동선수들이라고 해서 일반인보다 베타세포가 몇 배 크지는 않다. 반대로 아무리 베타세포가 크더라도 과식하고 운동하지 않으면 당을 충분히 소모하지 못하므로 혈당이 높아져 현대 의학적 판단 기준인 2형 당뇨(고혈당)가 되는 것이다.

당뇨 전문가들은 '한국인의 경우 과거에 영양이 부족했었기 때문에 췌장 기능이 발달하지 못해 당뇨에 걸린다.'며 당뇨를 유전으로 분석하는데 이 또한 바른 분석이 아니다. 당뇨는 못 먹어서 생기는 질병이 아니라 오히려 너무 많이 먹어 발생하는 병이다.

수백 년 전 우리나라에서 당뇨병은 임금님이나 걸리는 병으로 알려진 희귀한 병이었다. 당시 하루 1,000kcal도 먹지 못한 일반 백성에게서는 당뇨병이 없었으나 임금은 3,000kcal나 섭취했기 때문이다. (게다가 가마를 타고 다녀 충분한 열량 소비를 하지 않았다)

실제로 우리나라의 경우 불과 40~50년 전만 해도 당뇨병은 흔치 않았다. 그러나 최근에는 전 국민의 10%가 당뇨 환자다. 그 이유는 하루 평균 2,600kcal 이상의 열량을 섭취한 결과이지 결코 먹지 못해가 아니다. 불과 30~40년 만에 우리 국민의 유전자가 대부분 바뀐 것이 아니며, 만약 우리나라 사람들이 40년 전처럼 소식한다면(운동 포함) 당뇨 환자 수는 이전처럼 감소할 것이다.

▣ 가족력과 유전을 혼동하지 마라.

가족력이란 유사한 환경에서 생활하므로 인해 가족 간 같은 질병이 발생하는 것을 말한다. 예를 들면 부부간의 유전자는 전혀 다르지만, 육류를 매일 섭취하고 채소를 먹지 않을 경우 부부가 함께 대장암에 걸리는 사례를 종종 접한다. 이런 경우를 두고 가족력이라고 한다.

유전이란 조상으로부터 물려받은 유전자가 대물림하는 것을 말한다. 생활 습관이라는 원인에 근거한 가족력과는 전혀 다르다. 그런데 대다수 전문가는 가족력과 유전을 혼동한다. 가족력과 유전은 전혀 다른 개념이다.

유전자가 같은 일란성 쌍둥이라도 생활방식이 전혀 다르면 한쪽은 당뇨에 걸려도 다른 한쪽은 당뇨에 걸리지 않을 수 있다. 예를 들면, 매일 포화지방을 섭취하고, 과식하고, 운동하지 않고, 누워서 지내면서 스트레스받는 생활을 한 사람은 당뇨에 걸릴 수밖에 없고 적당히 먹고, 운동하고, 즐거운 마음으로 생활하면 당뇨에 걸리지 않는다. 유전자가 같아도 생활을 어떻게 했느냐에 따라 당뇨에 걸릴 수도 있고 걸리지 않을 수 있다는 얘기다.

그리고 서로 다른 유전자를 가진 사람이라도 같은 생활공간에서(부부) 식습관과 운동 부족 등의 유사한 생활을 하면 둘 다 당뇨에 걸리게 되는데, 그것은 바로 당뇨병은 유전이 아니고 '생활병'임을 의미한다.

◼ 원인 물질의 대물림은 유전이 아니다.

일부 전문가들은 '부모가 어떤 원인 유발 물질에 노출될 경우 자녀에게도 대물림되어 같은 질병에 노출된다.'는 사실을 근거로 질병의 원인을 유전이라고 분석한다.

최근 MBC에서 '부모가 어떤 질병에 노출된 경우를 분석해 보니 태아도 유사한 질병을 가지고 태어났다. 산모의 몸에 들어있는 POPs 물질이 태아의 몸에서도 나타났다.'는 사실을 두고 POPs 물질의 대물림을 유전이라고 분석했다.

하지만 이 경우도 부모와 자녀가 POPs 물질에 함께 노출된 것뿐이지 유전과는 전혀 상관없다. 산모의 몸에 들어 있는 인체 유해 물질은 비단 POPs뿐만이 아니다. 각종 중금속·공해 물질도 태아에게 전해질 수 있다. 만약 그러한 원인 물질을 모체로부터 물려받았다고 해도 그것은 원인물질의 전달이지 유전은 아니다.

부모가 그러한 원인 물질을 자녀에게 물려주어도 자녀의 몸에서 그러한 원인 물질만 제거하면 각종 질병에 노출되지 않는다. 따라서 원인 물질을 물려받는 것은 유전(유전자 대물림)과는 전혀 상관없다. 이를 유전과 혼동하면 문제를 해결하는 과정에서 매우 큰 혼란에 빠지게 된다. 이와 유사한 오류를 범한 분석이 또 있다.

세계적 의학 잡지 EHP에 실린 논문에서 '산모의 중금속은 모체의 태반을 통해 아기의 몸으로 전달된다.'고 언급하고 있다. 이에 대하여 이희섭 산부인과 전문의는 '산모의 혈액과 모발의 중금속 오염이 신생아에게 그대로 전달된다는 사실을 확인했다.'고 밝혔다.

또 다른 당뇨 전문가는 '산모의 뼛속 중금속이 태아에게 전달된다.'며 중금속도 유전된다고 분석한 바 있다. 하지만 이 또한 원인물질의 대물림 현상이지 유전자의 문제가 아니다.

■ 원인 물질을 제거하면 질병은 정상화된다.

최근 방영된 SBS 스페셜에서, 인체에서 정자세포를 죽이는 성분으로 알려진 내분비교란 물질인 DEHP(유연성·내연성·광택 향상을 위해 첨가한 가소제)가 검출된다는 사실을 밝혔다.

이 성분은 PPAR감마(지방세포 증식 유도) 성분을 활성화하여 비만을 일으킨다고 알려진 물질이다. DEHP를 임신한 실험용 쥐에 주입한 결과, '손자 쥐까지 모두 비만이 되었다.'며 어바인 캘리포니아대의 브루스 블룸버그 교수는 비만도 유전된다고 주장한다.

하지만 이러한 분석은 필자의 견해와 전혀 다르다. 그의 분석대로 DEHP가 대물림되어 산모와 자녀 그리고 손자(쥐)까지 비만이 된다는 사실을 근거로 비만을 유전으로 볼 수 있을까?

그렇지 않다. 환경호르몬에 노출되면 부모·자식·손자라도 비만 혹은 암이나 당뇨병이 발생할 수 있다. 이 경우도 원인 물질인 환경호르몬을 제거하면 유전자 변화 없이 당뇨나 암 혹은 비만이 해결된다. 만약 원인 물질을 제거할 방법이 없고 반드시 후손 대대로 대물림되는 것이라면 몸 전체의 관점에서 유전이라고 분석할 수 있을 것이다.

원인 물질의 대물림은 일부에서 나타나는 현상일 뿐 조상 대대로 대물림되는 것이 아니다. 원인물질의 대물림 여부는 환자가 생활을 어떻게 하느냐에 달려 있다.

모든 질병에는 원인이 있다. 원인 물질을 제거하면 질병이 치유된다. 고혈압·암·아토피·당뇨병은 원인을 제거하면 자연 치유된다. 고혈압은 산소결핍으로 인해 발생하므로 산소가 잘 공급되도록 막힌 혈관을 열어주고 혈액의 점도를 낮추면 정상화된다. 구체적으로 탄수화물·지방·단백질 위주의 식단에서 채소·양파·마늘과 같은 항산화 식품과 키위·녹차·인삼 등 지방분해 성분이 풍부한 식품을 충분히 섭취하고 적당히 운동하고 즐겁게 생활하면 활성산소 발생이 줄어들어 혈류가 개선되므로 혈압은 정상화된다.

암도 산소결핍을 해소하면 자연 치유된다. 당뇨 또한 마찬가지다. 고혈당 혹은 당뇨의 원인을 제거하면 혈당이 정상화되거나 췌장 기능이 개선되어 당뇨가 치유된다. 그 어떤 질병이라도 원인을 제거하면 치유되는 것이 자연의 이치다.

이 논리의 타당성은 아래의 사례에서 증명된다. SBS에서 2006년 특집으로 방송한 '환경 호르몬의 습격 편'에서, 환경 호르몬으로 인해 자궁내막증과 생리통을 겪던 환자들이 환경 호르몬 회피 실험 한 달 만에 모두 정상으로 회복된 사례가 소개되었다.

또 다른 사례자의 경우 "자궁내막증이 매우 심하여 자궁을 들어내야 한다."는 의사의 권유를 뿌리친 후 플라스틱 용기 대신 유리그릇을 사용하고 충분한 물 섭취와 유기농 채식으로 바꾸고 운동량을 늘린 결과 한 달 만에 생리통과 자궁내막증이 사라졌으며 그 후 아기를 출산할 수 있었다. 바로 원인 물질을 제거한 결과 문제가 해결된 것이다.

비만 · 암 · 당뇨 · 고혈압이 유전 질환이라면 유전자를 바꾸어야 치료된다는 결론이 나온다. 하지만 인류 역사상 그 어떤 질병도 유전자를 바꾸어서 치료된 사례는 없다.

필자는 '전 세계 당뇨 학계의 학자들이 당뇨가 유전이 아니라는 사실을 정말 모를까?' 하는 강한 의문이 든다. 그리고 수백만 명의 당뇨 전문가 중에 단 한 사람도 이러한 해석 오류를 지적하지 않는 것 또한 의문스럽다.

당뇨병을 유전병이라고 오해하면 어떠한 방법으로도 해결할 수 없다는 결론이 나온다. 따라서 평생 부작용 많은 약으로 살아야 할 뿐만 아니라 어떠한 희망도 가질 수 없다. 그러나 당뇨를 원인 질병으로 규정하여 각자 원인을 규명하고 치유하는 방향으로 생활을 바꾸면 스스로 치유할 수 있다.

| 당뇨약 처방의 문제점 |

■ 당뇨약 처방 시 두 가지의 오류를 범하고 있다.

첫 번째는, 당뇨약을 처방해서는 안 되는 정상인에게 당뇨약을 처방한다는 것이다. 그러한 문제는 당뇨 환자 중 최소 85%(2형 당뇨)에서 벌어지고 있다.

이 주장에 대하여 당뇨 전문가들은 "췌장이 정상이더라도 합병증 예방을 위해서 혈당 강하제를 사용해야 한다."고 반박할 것이다. 물론 다른 근본적인 치료 방법이 없다면 췌장이 망가지는 한이 있어도 약을 사용할 수 있을 것이다.

하지만 운동과 식이조절이라는 분명한 치유법이 있는데도 원인과는 상관없는 약을 처방하여 결국 1.5형 혹은 1형 당뇨 환자로 만드는 것은 매우 잘못된 처방임이 틀림없다.

두 번째는, 인슐린이 정상으로 나오는데도 인슐린 촉진제를 사용하는 경우가 적지 않다는 것이다.

　KBS의 당뇨 특강에서 허갑범 박사는, 『인슐린이 잘 분비되고 있는데도(2형 당뇨) 인슐린 분비촉진 당뇨약(설폰 유레아)을 사용한 사례』를 지적하며 "의사들이 잘못된 처방을 하고 있다."는 사실을 확인한 바 있다. 단순히 혈당만 높은 사람에게 당뇨약을 처방하면 결국은 당뇨 환자가 된다는 사실을 대다수 의사는 물론 대다수 환자가 알지 못하는 것이 큰 문제다.

　의료 현장에서는 혈당이 높은 사람에게 당뇨약과 함께 운동과 식이요법 처방을 병행한다. 이러한 처방은 문제가 없을까? 그렇지 않다. 췌장 기능이 정상인 고혈당인 사람에게 당뇨약과 함께 운동과 식이요법을 병행하면 다음과 같은 세 가지 문제가 발생한다.

　첫째, 당뇨약을 복용하면 혈당이 쉽게 낮아져 환자는 방심 혹은 안심하고 혈당이 높아진 원인을 제거할 필요성을 느끼지 못한다. 따라서 대다수 당뇨 환자는 식사량 조절과 운동을 하지 않거나 게을리하게 된다. 만약 당뇨약 처방을 받지 않았다면 고혈당 예방을 위한 운동이나 식이요법 등으로 부작용 없이 혈당을 낮추는 노력을 하게 될 것이다.

둘째, 인슐린이 정상으로 분비되는 상태에서 약으로 인해 인슐린이 과도하게 분비되면 저혈당·쇼크사 등 심각한 부작용이 따른다. 그리고 당 생성 억제를 위해 소화력을 떨어뜨리는 방법을 사용하면 소화불량으로 인해 당을 생산하지 못해 저혈당에 노출된다.

셋째, 외부의 힘으로 혈당이 조절되므로 췌장의 인슐린 분비 기능이 떨어져 장기적으로는 췌장 기능이 퇴화한다. 이 원리는 운동을 잘하던 사람이 수년 동안 운동을 하지 않으면 운동 능력이 약해지는 것과 같다. 실제로 수년간 등산을 하지 않다가 갑자기 산에 오르면 몇백 미터 올라가기도 힘들다. 반면 지속적으로 등산을 한 사람은 조금도 힘들지 않게 산 정상에 오를 수 있다.

인체의 기능은 훈련 여부에 따라 필요하지 않은 기능은 퇴화하고 필요한 것은 발달하기 때문이다.

| 당뇨 판정의 문제점 |

■ 당뇨병이란 췌장 기능에 이상이 발생한 것을 말한다. 하지만 현실에서는 예방 혹은 조기 진단이라는 명목하에 췌장 기능과는 전혀 다른 검사로 당뇨병 판정을 하므로 오진 혹은 과잉 진단이 이루어진다. 그로 인해 많은 사람이 당뇨가 아닌데도 당뇨병이라는 진단을 받고 당뇨약 처방을 받는다.

당뇨를 진단하는 검사 항목과 의미에 대하여 알아보자.

▣ 뇨당 검사

우리 몸은 물과 소금도 필요량보다 많을 경우 체외로 배출한다. 혈당 또한 인체의 항상성에 의해 필요량 이상은 소변으로 배출한다. 신장이 정상이라면 말이다.

병원에서는 소변으로 빠져나오는 당을 검사하여 당뇨 가능성을 진단한다. 이른바 뇨당 검사다. 췌장 기능이 약해지면 당을 소비하지 못해 혈당이 높아져 소변으로 당이 빠져나올 가능성이 높다. 뇨당이 검출되면 췌장에 이상이 있다는 의미에서 '당뇨'라는 병명이 붙게 된 것이다. 하지만 뇨당이 있다는 이유만으로 당뇨를 의심해서는 안 된다.

실제로 MBC가 전문기관에 의뢰하여 당뇨 환자 4명과 정상인 2명의 요당을 검사했다. 4명의 당뇨 환자 중 뇨당이 검출된 환자는 25%(1명)뿐이었으며, 오히려 정상인 2명 중 50%(1명)에서도 당이 검출되었다.

뇨당은 췌장 기능과 별개의 사안이므로 뇨당 검사로 당뇨를 의심하거나 당뇨 판정을 해서는 안 된다. 물론 뇨당 검사로 당뇨병을 확진하는 것은 아니지만, 소변에서 당이 빠져나온다는 의미에서 붙여진 당뇨라는 병명으로 인해 건강한 사람도 당뇨를 의심하거나 불안감을 갖는 등 혼란이 발생하고 있는 것이 현실이다.

◼ 공복 혈당 및 식후 혈당

당뇨를 판정하는 기준에는 식후 혈당(200mg/dℓ)과 공복혈당(126mg/dℓ)이 있다. 보통 식후 30분~1시간 사이에 혈당은 최고조의 상태가 되며, 식후 2시간 지나면 140mg/dℓ 이하로 낮아지는 것이 정상이다.

공복혈당은 식후 5~8시간 후에, 식후 혈당 검사는 식후 2시간 후에 측정한다. 하지만 췌장이 정상이더라도 일시적으로 과식하거나 운동 부족인 경우나 고지혈증 등으로 인해 인슐린을 제대로 활용하지 못하면 혈당이 높은 경우가 있다. 즉, 식후 혈당이 200mg/㎗ 혹은 공복혈당이 126mg/㎗를 넘는다고 하여 반드시 췌장 기능에 이상이 있는 것은 아니라는 얘기다.

■ 인슐린 저항성(당부하) 검사

당 부하 검사란, 인슐린이 정상으로 분비된다는 전제하에 몸에서 인슐린이 얼마나 잘 활용되는지 측정하는 것이다. 인위적으로 인슐린을 투여하고 혈당이 떨어지는 속도를 측정하여 판단하는 방법이다. 일반적으로 공복혈당과 당 부하검사에서 기준(공복 126mg/㎗ 이상, 식사 2시간 후 혈당이 200mg/㎗ 이상)을 벗어나면 당뇨로 판정한다.

하지만 췌장 기능과 인슐린을 얼마나 잘 활용하는가는 전혀 별개의 사안이다. 췌장에서 인슐린을 정상적으로 분비하더라도 다른 이유로 세포가 당을 흡수하지 못하는 경우가 적지 않기 때문이다. 따라서 이 방법 역시 췌장 기능을 정확히 판단하는 방법이 아니며, 이를 토대로 당뇨 판정을 하는 현재의 방법은 당뇨 과잉 진단으로 이어진다. 그로 인해 약을 먹어서는 안 되는 건강한 사람이 당뇨약을 먹는 일이 발생한다.

병원에서는 주로 공복혈당과 인슐린 저항성을 보고 2형 당뇨 판정 기준으로 삼는다. 2형 당뇨는 췌장 기능이 정상이므로 당뇨병이 아니다. 전체 당뇨 판정자 중 약 84.9%가 이에 해당한다.

■ 당화 혈색소 검사

당뇨 여부를 판단하는 또 하나의 방법으로 당화 혈색소 검사가 있다. 혈액 중 적혈구가 당과 결합한 비율이 몇 퍼센트인지를 보고 당뇨 여부를 판단하는 방법이다.

혈당 수치가 35mg/dℓ 높아질 때마다 당화 혈색소는 1%씩 높아지는데, 정상인의 경우 당화 혈색소가 4~6%이며 이 수치를 넘어서면 당뇨로 판정한다. 하지만 당화혈색소 검사도 식사량과 운동량, 스트레스 등 생활 방식에 따라 달라질 수 있으므로 췌장 기능을 정확하게 반영하는 방법이 아니다. 췌장 기능이 정상이라도 혈당이 높은 상태가 일정 시간 이상 유지되면 적혈구와 당의 결합비율이 기준치를 넘을 수 있기 때문이다.

■ 펩타이드 검사

췌장 기능을 측정하는 방법에는 인슐린을 얼마나 많이 분비했는가를 간접 측정하는 펩타이드 검사가 있다. 인슐린을 분비할 때 나오는 부산물의 양을 통해 췌장에서 분비한 인슐린의 양을 알 수 있는 방법이다.

펩타이드 검사는 주로 1형과 1.5형 당뇨 판정을 위해 시행한다. 보통 펩타이드 수치가 0.6mg/㎖ 이하이면서 자가면역 항체가 있으면 1형 당뇨, 자가면역 항체가 없으면 1.5형 당뇨로 판정한다.

이 방법은 췌장 기능 저하가 의심되는 환자에게만 적용되어야 한다. 소식하는 사람이라면 많은 양의 인슐린을 분비할 필요가 없다. 이런 사람의 혈당을 검사했을 때 펩타이드의 양이 적게 나올 수밖에 없다. 이 경우 췌장 기능이 정상임에도 불구하고 당뇨로 오판할 수 있다.

이상에서 알아본 바와 같이 현재의 진단 방법으로 당뇨 확진 판정을 받은 사람 중 대부분은(84.9%) 췌장이 건강하고 단지 혈당만 높을 뿐이다. 이처럼 단순히 혈당만 높은 사람을 당뇨라고 판정하여 평생 당뇨약을 처방하는 것은 심각한 문제가 아닐 수 없다.

| 잘못된 병명으로 인해 과잉 진단이 발생한다 |

■ 당뇨 과잉 진단 배경

혈당이 높으면 망막증·족부 괴사·고혈압·뇌경색·심부전과 같은 각종 합병증이 발생할 수 있다. 고혈당으로 인한 합병증을 막으려면 췌장 기능 저하와는 상관없이 합병증 예방을 위한 조기 진단이 필요하다.

문제는 생리적으로 혈당이 높은 경우와 췌장 기능 저하로 인한 고혈당을 구분하지 않고 당뇨병 진단을 내린다는 것이다. 즉 과식 혹은 단순히 운동 부족 등으로 인해 혈당만 높은 건강한 사람에게 당뇨 판정을 내린다. 그 결과 실제 당뇨 환자(1형. 1.5형=췌장 기능 저하)보다 환자 수가 5.6배(84.9%／15.1%) 더 많은 환자가 평생 당뇨약을 복용한다.

2형 당뇨는 당뇨병이 아님에도 불구하고 1형 당뇨와 구분하지 않고 당뇨 판정을 내리므로 많은 사람이 자신을 진짜 당뇨병이라고 믿는다. 동시에 의사로부터 합병증에 대한 설명을 들으면 두려움에 휩싸여 주저 없이 약을 먹는다. 당뇨 환자 그 누구도 자신의 상태가 췌장 기능이 떨어진 것인지의 여부를 따져보지 않고 약을 복용한다. 이처럼 환자들이 의사의 진단에 대한 실체적 진실을 알아보지 않고 단지 의사의 말만 맹신하기 때문에 과잉 진단이 발생한다.

◼ 당뇨 병명을 췌장병으로 바꾸어야 한다.

진정한 당뇨병이란, 췌장 기능 저하로 인해 인슐린이 부족한 질병이다. 따라서 병명을 '췌장병'이라고 바꾸어야 한다. 췌장병(당뇨병) 환자뿐만 아니고 췌장 기능이 정상이라도 혈당이 높은 경우 인체의 항상성으로 인해 소변으로 당을 배출한다. 문제는 소변에서 당을 배출한다는 이유만으로 모두 당뇨 확진을 받는다는 것이다.

췌장 기능이 정상이면서 혈당만 높아 뇨당이 나오는 사람에게는 다른 병명을 붙여야 한다. 과식이나 운동 부족으로 인해 일시적으로 혈당만 높은 경우는 '생리적 고혈당'이라고 하고, 만성적인 고혈당은 '만성적 고혈당 혹은 당뇨 위험군'이라고 칭해야 한다. 그리고 인슐린을 제대로 활용하지 못하는 경우는 '인슐린 비활용증'이라고 병명을 바꾸어야 한다. 이런 경우에는 약이 아닌 운동이나 식단만으로 관리하도록 해야 한다.

제2부
당뇨병에 대한 이해

당뇨병은

췌장 기능에 이상이 있는 경우를 말한다.

췌장 기능이 떨어져 인슐린 분비가 안 되면

혈당을 흡수하지 못하므로

고혈당으로 인해

혈관이 막혀 각종 질병을 일으킨다.

| 당뇨병 현황 |

■ 2015년 현재 전 세계적으로 당뇨 환자는 약 3억 명에 이르며, 질병관리본부의 통계에 의하면 우리나라의 당뇨 환자는 500만 명이 넘는다고 한다. 전 국민의 10% 이상이 당뇨 환자다. 1970년대에 당뇨 환자가 약 1%였던 것에 비하면 불과 40여 년 만에 10배나 증가한 수치이고 미국보다도 2.5배 이상 높다.

우리나라 당뇨 합병증으로 인한 사망률은 인구 10만 명당 36명으로 OECD 회원국 평균 13.7명의 2.5배에 달하며 전 세계 1위이다. 당뇨 환자 중에는 당장 다리를 절단해야 하는 족부궤사 환자 수도 2만 명에 달한다. 당뇨 환자 수는 기하급수적으로 늘어나고 있다.

의료계는 "당뇨(2형)이면서 자신이 당뇨라는 사실을 모르고 지내는 사람이 약 40%에 달한다."고 보고 있다. 실제로 KBS가 서울시내 아파트 거주자 중 자신이 당뇨임을 모르는 30~50대 성인 42명을 대상으로 공복 상태의 혈당과 포도당액을 마신 후 인슐린 반응을 알아보는 당 부하 검사를 실시한바 있다.

검사 결과 7%인 3명은 당뇨 진단이 나왔고, 내당능 장애는 14%인 9명, 그리고 공복혈당 장애는 10%인 4명이었다. 총 42명 중 16명(38%)은 당뇨이거나 당뇨로 진행될 가능성이 매우 큰 것으로 진단되었다.

성균관대 의대에서도 식료업계에 종사하는 16명을 대상으로 조사한 결과 12명이 전 단계 당뇨인 당화혈색소를 가지고 있었다. 당화혈색소란 적혈구의 혈색소에 포도당이 붙어 있는 것을 말한다.

적혈구에 포도당이 붙어 있는 것은 인슐린이 제 역할을 하지 못해 나타나는 현상으로 이 상태를 "인슐린 저항성이 있다."고 말한다. 이 경우 췌장 기능은 정상이라도 인슐린 저항성(내당능 장애)에 의해서 혈당이 높아져 합병증이 발생한다. 혈당이 높으면 당이 각종 미세 혈관을 막아 망막증을 비롯한 각종 질병을 유발할 수 있다.

당뇨병은 각종 암 · 고혈압 · 신장병 · 심장병 · 관절염 · 폐질환 · 발기부전 · 통증 · 요실금 · 시력저하 등에 직접 영향을 미친다. 하지만 자각증상이 없으므로 소리 없는 살인자라고 말한다.

당뇨가 심하면 손발이 썩어 들어가 손발을 잘라야 할 정도로 위험하다. 그런데도 환자가 그 증상을 전혀 인식할 수 없어서 더욱 위험한 것이다. 이것이 당뇨를 조기에 진단해야 한다는 주장의 근거다.

그러나 조기 진단은 원인을 바로 알고 바른 처방을 할 때만 효과를 기대할 수 있다. 1장에서 언급한 바와 같이 2형 당뇨는 췌장 기능이 정상이므로 인체 기능을 떨어뜨리는 약을 먹으면 더욱 큰 위험을 초래한다.

| 당뇨병이란? |

■ 우리 몸은 생존을 위해 영양분을 당으로 바꾼 뒤 흡수한다. 당이 에너지원으로 사용되지 못하면 혈액 속을 떠돌아다니다가 일부는 모세혈관에 막혀 정체되기도 하고 일부는 소변으로 배출된다. 소변으로 당이 빠져나온다고 하여 당뇨라는 병명을 붙인 것이다.

음식물이 체내에 들어오면 위장에서 소화되어 포도당으로 변한다. 이때 위장의 신호를 받은 췌장은 인슐린이라는 호르몬을 분비하여 포도당을 세포로 들여보낸다.

인슐린이 세포의 문을 여는 열쇠 역할을 제대로 하면 세포는 포도당을 흡수한 후 산소의 도움을 받아 포도당을 ATP^{아데노신삼인산}로 전환하여 에너지로 사용한다. 이때 세포가 혈액 속의 당을 충분히 흡수하면 정상 혈당이 유지된다.

반대로 인슐린을 생산하는 베타세포가 손상되거나 기능이 약하면 인슐린을 충분히 생산하지 못해 당을 흡수하지 못하므로 세포는 기아 상태가 된다. 그뿐만 아니라 고혈당으로 각종 미세혈관이 막혀 산소를 공급받지 못한 세포는 온갖 질병이 발생한다.

| 당뇨의 종류 |

■ 당뇨병의 종류에는 인슐린이 분비되지 않는 인슐린 의존형(제1형) 당뇨와 인슐린 분비량이 일부 감소한 당뇨(1.5형), 인슐린이 정상 분비되지만 효율이 떨어지는 인슐린 비의존형(제2형) 당뇨가 있다.

학계에서는 "1형 당뇨는 주로 바이러스 감염 등으로 베타세포가 파괴되어 나타나며 대부분 어린이에게서 많이 발생하고, 일부는 성인에게서도 발병한다."고 주장하나 실상은 좀 다르다. 이에 대해서는 '당뇨의 원인' 편에서 상세하게 다룰 것이다.

그 외 임신으로 인해 당뇨 현상이 일시적으로 나타나는 임신성 당뇨가 있다. 임신 중에는 태반을 통해 태아에게 영양을 공급하는데, 이 과정에서 분비되는 태반 호르몬이 인슐린의 포도당 흡수를 방해하여 당뇨병이 발생할 수 있다. 임신성 당뇨는 활동량이 적은 상태에서 식사량이 많기 때문에 혈당이 높아져 나타나는 현상이다.

임신성 당뇨는 인슐린 분비량이 적은 산모에게서 주로 발생하며, 인슐린 분비가 감소하는 노산인 경우에도 당뇨에 노출될 가능성이 높다. 산모의 혈당이 높으면 태아에게 과다한 당분을 공급하므로 과체중인 신생아를 출산할 가능성이 커진다. 임신성 당뇨인 경우 태아의 건강에 치명적인 영향을 줄 수 있으므로 반드시 식이조절과 운동을 통해 혈당이 높아지지 않도록 주의해야 한다.

| 당뇨병 증상 |

■ 당뇨로 인해 혈액의 점도가 높아지면 혈액순환이 어렵게 되고 미세 혈관이 막혀 신경조직이 괴사하는 등 온갖 질병이 유발된다. 당뇨 합병증으로 시력을 잃거나 신부전증 또는 말초신경 괴사로 발가락이 썩어들어갈 만큼 인체가 심각한 상황이 되었을 때 당뇨라는 사실을 알게 되는 경우가 많다.

혈당이 높아지면 다양한 증상이 나타나는데, 다음과 같은 증상이 동시에 나타나면 당뇨를 의심해야 한다. 당뇨 여부를 자가 진단하는 방법으로는,

첫 번째, 많이 먹는다.

당뇨 환자는 당을 흡수하지 못하므로 음식을 섭취해도 당을 흡

수하지 못해 세포가 기아 상태이므로 항상 배고픔을 느껴 음식을 많이 먹는다.

두 번째, 허기를 느낀다.

당뇨 환자는 세포가 항상 기아 상태에 놓여 있으므로 식사 시간에 맞춰서 식사하지 않으면 매우 허기를 느낀다. 심한 경우 하루 세 끼 이상의 식사를 한다.

세 번째, 물을 많이 마신다.

당뇨 환자는 혈당이 높아진 상태이므로 항상성을 유지하기 위해 몸에서 물을 많이 끌어당긴다. 짜게 먹지 않아도 물을 많이 마신다면 당뇨를 의심해 보아야 한다.

네 번째, 이뇨량이 많아진다.

당뇨 환자는 혈당을 낮추기 위해 물 섭취량이 증가한다. 따라서 그에 비례하여 이뇨량이 늘어난다.

다섯 번째, 갈증을 느낀다.

혈당이 높아지면 삼투압 작용에 의해 세포 안에 있는 물이 고혈당 농도인 세포 밖으로 빠져나온다. 따라서 세포 내부의 수분 감소로 탈수 현상이 나타나고 그로 인해 갈증을 느끼는 것이다.

여섯 번째, 소변에서 냄새가 난다.

당뇨 환자는 혈당이 높은 상태이므로 혈당 조절을 위해 소변으로 당을 배출한다. 이때 소변으로 당이 빠져나오면서 단내가 난다.

일곱 번째, 온몸이 나른하고 피로하다.

당뇨 환자는 세포에서 에너지원인 당을 받아들이지 못하므로 힘이 없다. 또한, 고혈당으로 인해 순환이 안 되므로 대사 장애가 발생하여 항상 피로하고 온몸이 나른한 것이다.

여덟 번째, 체중이 급격하게 감소한다.

영양분이 있어야만 세포 재생이 가능하다. 당뇨로 인한 인슐린 부족으로 영양분을 흡수하지 못하면 세포가 증식할 수 없다. 그러므로 당뇨가 진행되면 체중 감소가 급격하게 나타나는 것이다.

제3부
당뇨 합병증

당뇨로 인해 혈당이 높아지면

장기 조직의 미세 혈관이 막히고

산소가 공급되지 않으므로

암과 고혈압을 비롯한 각종 질병이 발생한다.

당뇨에 걸리면 합병증이 발생하는 이유를 알아보자.

| 당뇨는 암을 유발한다 |

■ 2009년 『아시아 지역의 당뇨 유행병학 위험 요인과 병리생리학 연구』에 따르면 당뇨 환자는 비당뇨인 환자보다 유방암, 자궁내막암, 췌장암, 간암, 대장암 등이 30~40% 더 많이 발생하며, 암으로 사망할 가능성이 40~80% 더 높다고 밝혔다.

　의학계는 '당뇨병이 암을 유발하는 이유'에 대하여 명확하게 밝히지 못하고 있다. 그것은 암의 원인을 알지 못하기 때문이다.

　그렇다면 당뇨병이 암을 일으키는 이유는 무엇일까?

　고혈당이 심장 혈관, 신장의 사구체, 시신경, 생식기의 혈관, 뇌혈관 등을 막아 세포에 산소를 공급하지 못하므로 암을 유발하는 것이다. 암의 발병 원인과 치유에 관한 상세한 내용은 '암 산소에 답이 있다' 책을 참고하길 바란다. 다만 여기서는 기본적인 내용만을 언급하도록 하겠다.

현대 의학은 '암의 원인을 모른다, 유전이다'라고 말하고 있으나, 암 발병에는 명백한 원인이 있으며 원인을 정확히 알면 치유할 수 있다.

▣ 암의 원인

세포는 에너지 대사를 통해 재생과 사멸을 반복하며 생명 현상을 이어간다. 세포 하나하나가 모여 몸을 구성하므로 세포는 곧 몸이다. 세포는 정상적인 에너지 대사와 재생을 위해서 '물'과 '영양'과 '산소'를 필요로 한다. 영양은 세포의 생존 양식이고, 산소는 영양을 흡수하기 위한 에너지 대사에 꼭 필요한 요소다. 또한, 물은 영양과 산소를 세포에 전달해 주는 역할을 한다. 이 세 가지 요소 중 암에 결정적인 영향을 주는 요소는 '산소'다.

산소가 부족하면 왜 암이 발병하는 이유를 알아보자. 인체는 탄수화물을 분해하여 1차로 포도당으로 바꾸고 다시 ATP로 전환하여 에너지로 사용하는데, 포도당이 ATP로 전환되려면 반드시 산소가 필요하다. 산소가 부족하면 포도당은 ATP로 전환되지 못하고 포도당에서 바로 에너지로 전환된다. 이 경우 에너지 대사 효율이 10~20%로 떨어지며 젖산이 많이 발생한다. 이러한 것을 불완전 에너지 대사라고 한다.

불완전 대사가 반복되면 젖산으로 인해 세포에 이상(문제)이 발생한다. 흔히 "몇 번 유전자가 바뀌었다, 결손이 생겼다, 돌연변이가 발생했다."라고 유전공학에서 말하는 유전자 이상이 발생하는 것이다. 결손 상태에서 새로이 분열하는 세포 역시 모세포와 마찬가지로 결손 세포 즉, 암세포다. 암이 덩어리 형태로 발전하는 것이다. 즉, '만성적인 산소결핍' 으로 인해 암이 발생하는 것이다.

정상세포를 암으로 변이하게 하는 유일한 요소는 '산소결핍' 이다. 실제로 암 환자의 증상과 산소 결핍으로 인한 증상은 정확히 일치한다. 즉, 암 환자에게서 나타나는 구토 · 식욕부진 · 통증 · 근육 경련 · 피로 · 졸음 등은 산소가 결핍될 때 나타나는 증상이다.

반대로 산속 생활이나 고압산소를 통해 암이 치유되는 것도 산소 결핍을 해결한 결과로써 암의 원인이 산소부족임을 증명해 주는 하나의 사실이다.

이러한 논리에 대해 "산소부족이 암의 원인이라면, 산속에서도 암에 걸리는 이유를 설명할 수 있느냐?"고 반문할 것이다. 하지만 그것은 매우 단편적인 사고에서 나오는 질문이다. 산속 생활을 통해 많은 산소를 공급받아도 산소를 세포에 제대로 전달하지 못하면 세포는 산소부족 상태에 놓인다. 예를 들면 혈관이 막혔거나 혈액의 점도가 높을 경우 공급받은 산소를 세포까지 제대로 전달하지 못해 세포는 산소부족 상태에 놓여 암이 발병하는 것이다.

대다수 암 환자는 근거 없는 암 전이설로 인해 수술과 항암제를 받고 있다. 현대 의학이 주장하는 암 전이설, 무한 증식설 및 유전설은 전혀 사실이 아니다. 현대 의학은 암 전이설을 근거로 수술·항암제·방사선 요법을 통해 암세포를 제거하는데, 항암제는 암세포뿐만 아니라 정상세포마저 심한 손상을 준다. 결국 처음보다 더 위중한 암이 발병하거나 수명이 크게 단축되거나 조기 사망한다.

항암제를 받으면 구토·두통·메스꺼움·어지럼증·전신피로·식욕부진 등을 겪는데, 이러한 증상은 매우 위험한 증상이다. 따라서 암 전이설에 근거한 처방은 신중해야 한다. 자세한 내용은 **'암 걸을 힘만 있으면 극복할 수 있다'** 책에 상세하게 언급되어 있으므로 참고하길 바란다.

▣ 당뇨 환자는 산소결핍으로 인해 암이 발병할 수 있다.

연세대 보건대학원 지선하 교수팀은 국민건강보험공단과 함께 1992년부터 한국인 120여만 명을 10년 이상 추적 조사한 결과 '당뇨병인 사람의 암 발병률이 당뇨가 아닌 사람보다 평균 29%(남 27%, 여 31%)가량 높다'고 밝혔다.

당뇨병으로 인한 암 발생을 종류별로 보면 남자는 췌장암이 71%로 가장 높았고, 다음으로 간암(59%), 식도암(36%), 대장암(28%) 등의 순으로 집계됐다. 여성도 췌장암이 71%로 가장 높았으며, 간암이 28%로 그 뒤를 이었다. 특히 남성 당뇨병 환자의 경우 췌장암 사망률이 높게 나타났는데, 사망률은 당뇨 발병 후 5년 내 2배, 5~9.9년 후 2.4배, 10년 이후 3배 이상 높게 나타났다.

공복 시 혈당 수치별 사망률 조사에서는 당뇨병이 있는 경우 정상인보다 조기 사망 확률이 남성은 83%, 여성은 99%가량 더 높은 것으로 분석됐다.

혈당 수치(단위:mg/dℓ)별 조기 사망률을 보면 남성은 90~109mg/dℓ에서 4%, 110~125mg/dℓ에서 28%, 126~139mg/dℓ에서 50%, 140mg/dℓ 이상은 109%였다. 여성의 경우 혈당수치가 90~109mg/dℓ에서 1%, 110~125mg/dℓ에서 24%, 126~139mg/dℓ에서 42%, 140mg/dℓ 이상에서는 135%로 혈당 수치가 높을수록 사망률이 증가했다.

지선하 교수는 "연간 126여만 명의 국내 암 환자 중 약 4만 명이 당뇨로 인해 발생한 것으로 보인다, 이는 당뇨병의 인슐린 저항성이 세포 성장에 악영향을 끼치고 여러 감염이나 대사질환 등의 합병증을 일으켜 암 발병과 사망 확률을 높이기 때문으로 보인다."고 말했다. (연합뉴스 김길원)

당뇨 환자가 암에 걸릴 위험이 큰 이유는 무엇일까? 고혈당이 각 장기조직의 혈관을 막으면 혈류가 나빠져 세포에 충분한 산소가 공급되지 않기 때문이다. 고혈당이 신장 혈관을 막으면 신장암, 췌장 혈관을 막으면 췌장암, 위장 혈관을 막으면 위암, 유방 조직의 혈관을 막으면 유방암, 뇌 조직의 혈관을 막으면 뇌종양, 갑상선 조직의 혈관을 막으면 갑상선암, 간 조직의 혈관을 막으면 간암이 발병한다.

당뇨가 암을 유발하는 기전을 도표로 나타내면 아래 그림과 같다.

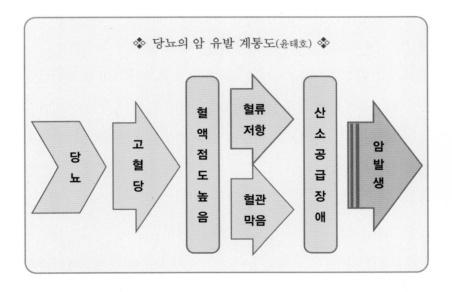

| 당뇨는 고혈압의 주범이다 |

■ 대한 당뇨학회는 당뇨 환자의 70%가 고혈압과 고지혈증을 동반한다고 밝혔다. 당뇨 합병증 중 가장 대표적인 것이 고혈압이다. 고혈압은 순식간에 목숨을 앗아갈 수 있어 암이나 당뇨와는 비교할 수 없을 만큼 무서운 병이므로 당뇨 환자는 반드시 고혈압에 대하여 알아야 한다.

▣ 고혈압 실태

현대 의학은 아직 고혈압의 원인을 밝히지 못한 상태이며 대부분 유전으로 보고 있다. 원인을 알지 못하여 근본 대책이 아닌 약으로 혈압을 낮추므로 죽는 날까지 약을 먹을 수밖에 없다. 그로 인해 진료비 부담이 늘어날 뿐 치료 효과를 얻지 못하는 것이 현실이다. 한해 진료 비용은 3조 원을 넘는다. 현재 우리나라의 고혈압 환자는 약 1,000만 명을 넘고 있다. 70대 이상의 노인층에서는 80% 이상 이 고혈압 환자이고, 최근에는 20~30대 젊은 층에서도 고혈압 환자 수가 크게 증가하는 추세다.

당뇨는 고혈압을 일으키는 대표적 원인질병이다. 고혈압을 동반한 당뇨 환자는 반드시 당뇨병을 치료해야 고혈압을 극복할 수 있다. 당뇨병이 고혈압을 유발한다는 논리를 이해하기 위해 고혈압에 대한 기본 논리를 간략하게 알아보자.

◼ 고혈압의 원인

혈압이란, 심장에서 혈액을 보내기 위해 미는 힘이 혈관에 미치는 압력을 말한다. 정상혈압만으로 세포에 충분한 산소를 공급할 수 없을 때 심장은 부족한 혈액을 공급하려고 더 많은 힘을 가한다. 이 과정에서 뇌혈관이 터지면 수 시간 이내에 사망할 수 있으므로 고혈압은 암이나 당뇨와는 비교할 수 없을 만큼 위험한 질병이다.

심장은 필요할 때 힘을 발휘하는데, 혈압이 높아지는 이유는 많은 양의 혈액을 보내기 때문이다. 많은 양의 혈액을 보내는 이유는 혈액을 구성하는 물과 영양과 산소 중에서 산소를 더 공급하기 위함이다.

과연 산소를 공급하기 위해 혈압을 높이는 것인지 다양한 사실을 통해 알아보자.

운동하는 동안에는 혈압이 높아진다. 이때 숨이 찬데 그것은 바로 산소를 더 공급하기 위함이다. 혈압을 높이는 이유가 물이나 영양을 공급하기 위함이라면 숨이 차지 않고 목마름이나 배고픔을 느꼈을 것이다. 운동하면서 물이나 음식을 섭취하면 도리어 산소 공급에 방해되기 때문에 숨이 찰 때는 음식이나 물이 당기지 않는 것이다.

이와는 반대로 편하게 휴식을 취할 때는 혈압이 떨어진다. 쉬는 동안에는 산소를 많이 사용하지 않으므로 많은 양의 산소(혈액)를 보낼 이유가 없기 때문이다.

또한, 도심보다 숲속에서는 혈압이 10% 내외 낮아진다. 그 이유 또한 숲속의 산소 농도가 도심보다 높아서 심장이 큰 힘을 가하지 않아도 충분한 산소가 공급되기 때문이다. 도심과 숲속의 산소 농도는 약 1.5% 차이가 나므로 산소 절대량으로는 숲속이 약 8%만큼 더 높은 것이다.

해수면의 산소 분압은 160mmHg 가까이 되는데 해발 8,000m에 이르면 산소 분압이 32mmHg밖에 안 되므로 산소 농도가 1/5로 줄어든다. 즉, 고도가 1,000m 높아질 때마다 산소 분압은 10%

씩 감소하므로 고산지대에서는 부족한 산소를 공급하기 위해 혈압이 높아진다. 등산해 본 사람이라면 고도 1,500m 이상 올라갔을 때 머리가 아프고 숨이 차는 경험을 했을 것이다. 이는 바로 뇌 산소 부족을 알리는 신호다.

산악인들이 히말라야산맥을 등반하면서 숨을 매우 가쁘게 몰아쉬는 것도 부족한 산소를 더 공급하기 위함이다. 이때에도 외부 산소 농도만 달라졌을 뿐 체내 물과 영양에는 변화가 없으므로 이를 통해서도 혈압을 높이는 이유가 부족한 산소를 더 공급하기 위함이라는 사실을 알 수 있다.

스트레스를 받을 경우에도 혈압이 크게 상승한다. 스트레스를 받으면 뇌에서 많은 산소를 사용하므로 뇌에 더욱 많은 산소를 보내기 위해 혈압을 높이는 것이다.

간접흡연으로도 혈압이 높아지는데 그 이유는 담배 연기에서 나오는 일산화탄소 때문이다. 일산화탄소로 인해 산소는 헤모글로빈과 결합할 수 없으므로 혈액의 산소 운반 능력이 떨어진다. 따라서 심장은 부족해진 산소를 더 공급하기 위해 혈압을 높이는 것이다.

외부 환경에 따른 산소공급 조건에 따라 혈압이 변한다. 병원에서 혈압 측정 시 여러 번에 걸쳐 재확인하는 이유도 여기에 있다.

KBS에서 평소의 혈압이 135/88mmHg인 43세 남자 직장인을 대상으로 하루 일과 중 혈압의 변화를 측정해 보았다. 24시간 혈압 측정이 가능한 보행 혈압계를 달고 측정한 결과 수축기 혈압이 최저 120mmHg에서 최고 157mmHg까지 시시각각으로 변했다. 이를 통해서도 외부 환경의 산소공급 조건에 따라 혈압이 달라진다는 사실을 알 수 있다.

필자의 실험에 의하면, 호흡을 멈추었다가 50초가 지난 뒤 다시 호흡하면 혈압이 급상승(대략 130mmHg-> 180mmHg) 하고 산소가 충분히 공급되면 혈압은 곧 정상화한다. 이때 물이나 영양의 변화 없이 단지 산소량의 차이로 혈압이 변했음을 알 수 있다. 이러한 사실을 통해 혈압은 산소 부족을 해소하기 위함이라는 사실을 알 수 있다.

이상에서 본 바와 같이 혈압은 대기의 산소량, 기온, 운동 여부, 식후 경과 시간, 스트레스 상태, 긴장 정도 등에 따라 달라진다. 즉, 혈압의 변화는 외부 환경에 따른 산소 공급량의 변화에 대응하기 위함이다.

하지만 외부적인 환경변화에 대응하기 위해 높이는 혈압을 고혈압이라고 하지 않는다. 외적 요소는 개개인의 몸 상태와는 무관하다. 운동할 때나 고산지대에 올라갔을 때 일시적으로 혈압이 200mmHg까지 올라간다고 하여 굳이 혈압을 치료하지 않듯 말이다.

우리가 치료해야 할 고혈압은 어떤 경우일까? 그것은 혈관이 좁아졌거나 혈액의 점도가 높아질 경우, 그리고 혈액이 탁한 경우 등 인체 내부의 혈류 저항으로 인해 구조적으로 혈압이 높아진 경우이다.

◼ 당뇨병이 고혈압을 유발하는 이유

고혈압의 원인을 알면 당뇨와 혈압의 관계를 원리적으로 이해할 수 있다. 췌장에서 인슐린을 분비하지 못하면 고혈당이 혈관을 타고 다니다가 각종 미세 혈관을 막는다. 또한, 고혈당으로 혈액의 점도가 높은 상태에서 모세혈관까지 막히면 산소를 운반하는 적혈구의 이동이 어렵게 된다. 이때 심장에서는 세포에 산소가 부족해지지 않도록 힘을 써서 혈압을 높이는 것이다. 즉, 당뇨로 인해 고혈당 상태가 만성화되면 구조적 고혈압이 된다. (고혈압은 암이나 당뇨처럼 만성적인 질환이지만 한순간 뇌혈관이 터질 수 있는 위험한 질병이다. 하지만 혈압을 낮추기 위해 심장의 힘을 빼는 방법 등 약으로 혈압을 강제하면 산소 부족이 심해져 암·치매·뇌경색·심부전 등 각종 질병이 유발되므로 반드시 원인 치유를 해야 한다. 고혈압의 원인과 치유에 대한 상세한 원리는 '**고혈압 산소가 답이다**' 책을 참고하기 바란다)

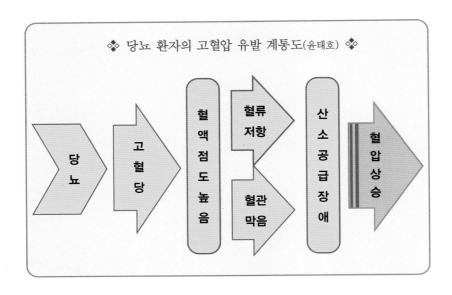

❖ 당뇨 환자의 고혈압 유발 계통도(윤태호) ❖

당뇨 → 고혈당 → 혈액점도 높음 → 혈류저항 / 혈관막음 → 산소공급장애 → 혈압상승

■ 혈압약 부작용

혈압은 건강의 종합적 척도다. 혈압이 높다는 것은 그만큼 산소가 잘 전달되지 않는다는 것을 의미하므로 반드시 해결해야 하는 질병이다. 고혈압을 해결하는 방법은 칼슘길항제처럼 심장을 굴복시키는 방법이 아니라 정상혈압만으로도 세포에 충분한 산소를 전달할 수 있는 몸 구조를 만드는 것이다.

고혈압을 해결할 수 있는 세부 방법이 매우 다양하지만, 원리적으로 이해하지 않고 '고혈압 예방에는 어떤 식품이 좋다.' 는 식의 단순 지식만으로는 효과를 기대할 수 없다. 또한, 원리를 모르면 부작용이나 역효과가 나타날 수 있으므로 반드시 원리를 알고 실천해야 한다.

약으로 혈압을 강제하여 혈압만 낮추면 문제가 없는 것으로 생각하지만, 그것은 매우 큰 오해이며 오히려 인체에는 치명적이다. 혈압약은 단지 심장의 힘을 무력화시키거나 혈관의 수축력을 약화해 혈관에 미치는 압력만 낮출 뿐이다.

그 결과 산소 결핍이 더욱 심해져서 두통·구토·어지럼증·만성피로·입마름증·발기 부전 및 요실금과 같은 부작용을 초래할 뿐만 아니라 암·뇌졸중(뇌혈관 막힘)·뇌경색·치매 등을 유발할 가능성이 매우 높아진다.

혈압약을 복용하는 목적은 뇌혈관이 터지는 것을 막기 위함이지만, 현실적으로 혈압이 높든 낮든 혹은 혈압약 복용 여부와 상관없이 순간적으로 산소 공급량이 크게 부족할 경우 문제가 된다. 실제로 혈압약을 복용하면서도 뇌출혈로 쓰러지는 환자가 적지 않다. 반대로 평소 혈압이 200~300mmHg 가까이 되어도 스트레스를 관리하여 약을 먹지 않고도 별문제 없이 사는 사람도 적지 않다.

혈압이 높아지는 이유는 외부로부터 공급받은 산소를 세포에 전달하기 위해 많은 양의 혈액을 보내는 과정에서 혈관에 큰 압력이 작용하기 때문이다. 즉, 고혈압은 세포에 산소가 부족해지지 않도록 하기 위한 인체의 자구노력 일환이다. 이러한 인체의 자구책을 무력화시키는 것이 혈압약인 만큼 복용에 신중해야 한다.

고혈압은 유전이 아니고 분명한 원인이 있는 인체 현상이다. 원인이 있는 만큼 치유도 그리 어렵지 않다. 따라서 약 대신 원인을 치유하는 방법으로 생활을 바꾸어서 자연 치유를 해야 정상혈압으로도 충분한 산소를 공급할 수 있으며 암이나 치매, 뇌경색으로부터 자유로울 수 있다.

고혈압의 원인과 치유법에 대한 상세한 내용은 '**고혈압 산소가 답이다**' 책을 참고하기 바란다.

| 당뇨는 신장병을 유발한다 |

■ 신장은 길이 11~12cm, 폭 5~6cm, 두께는 2.5~3cm 정도로 보통 사람의 주먹 크기이며, 150g 정도의 완두콩 모양이다. 신장의 대표적 기능은 노폐물을 걸러내는 것이다. 대사 과정에서 암모니아·이산화탄소·요소·크레아틴·칼륨 등 다양한 노폐물이 발생하는데 신장은 이러한 노폐물을 걸러서 몸 밖으로 배출시킨다.

신장 기능이 떨어졌다는 것은 신장의 사구체(200만 개의 혈관 덩어리)가 각종 노폐물로 막혔다는 것을 의미한다. 이 경우 신우염으로 인한 단백뇨와 신장 경화 증세가 나타난다. 그리고 노폐물이 각종 미세 혈관을 막아 고혈압·암·통증 및 당뇨를 비롯한 많은 질병을 일으킨다.

신장은 70%가 손상되기 전까지는 자각 증상이 없다고 알려졌다. 정상인의 경우 신장은 하루 180ℓ (1분에 220cc)의 혈액을 걸러내는

데, 이뇨량이 150cc 이내로 줄어들면 요소와 요산이 증가하므로 부종이나 통풍 및 만성 피로 증세가 나타난다. 또한, 70cc 이내로 줄면 각종 질병이 발생하고, 정상인의 10% 이내로 줄어들면 위험하므로 혈액투석을 하게 된다.

대표적인 신장병에는 신장의 혈관이 막혀서 이뇨를 충분히 못하는 신부전, 단백질을 걸러서 재활용하지 못하고 몸 밖으로 빠져 내보내는 단백뇨, 신장경화증 등을 들 수 있다.

◼ 당뇨가 신장병을 일으키는 이유

신장병은 어혈(혈당, 과산화지질, 중금속, 요소, 요산, 백혈구 사체, 바이러스 사체, 젖산, 결석) 등 노폐물이 신장의 사구체를 막아서 발생한 질병이다. 당뇨로 혈당이 높아져 사구체가 막히면 체내 노폐물이 축적되어 신부전이 발생한다.

◼ 현대 의학의 신장병 치료

현대 의학의 신장병 치료 방법은 이뇨제를 투여하거나 신장 투석 혹은 신장 이식 등이다. 이뇨제 처방은 노폐물 축적으로 인한 합병증을 예방할 수는 있지만, 근본적으로 신장 기능을 해결하는 방법이 아니다. 게다가 약물은 산화 ORP가 높아서 장기간 사용하면 활성산소와 과산화지질이 증가하므로 신장 기능이 더욱 떨어진다. 또한, 신장을 투석하는 방법도 신장 기능을 개선하는 것이 아니므로 죽는 날까지 해야 한다. 그리고 신장 이식은 신장의 기능만 좋아질 뿐이다. 과거에 신장을 나쁘게 만들었던 인체 환경이 근본적으로 개선되지 않으면 이식된 신장은 다시 나빠질 가능성이 크다. 따라서 신장 이식 역시도 근본적인 대책이 되지 못한다.

일반적으로 "신장은 한번 나빠지면 절대 회복될 수 없다."고 하는데 그 말은 "신장이 나빠지면 치료할 생각을 하지 마라."는 의미로 해석된다. 하지만 원인을 알고 조처하면 신장뿐만 아니라 모든 장기의 기능은 회복될 수 있다.

현대 의학이 신장병을 치료하지 못하는 이유는 잘못된 처방도 한몫하고 있다. 신장 기능이 떨어진 환자들은 "철저하게 저염식 하라."는 말을 듣는다. 이것은 소금을 섭취하면 물을 더 섭취하게 되므로 많은 양의 물을 걸러내야 하는 신장의 부담을 줄이려는 의도다.

물론 신장이 이뇨하지 못하는데 물을 많이 섭취하면 몸이 부을 수 있다. 의사들의 논리대로 이뇨량을 줄이기 위해 물을 적게 섭취한다면 이뇨 부담은 줄어들겠지만, 혈액이 점점 탁해지므로 결국 신장 투석이나 신장을 이식해야 하는 상황이 될 수 있다.

따라서 신장 기능을 개선하려면 물을 충분히 섭취하여 노폐물을 배출시켜 혈액을 맑게 해야 한다. 다만 한 번에 많은 양의 물을 섭취하는 것은 자제하면서 섭취하는 물의 양을 조금씩 늘려가야 한다. 기본적으로 이뇨 조건을 맞추기 위해서는 소금 섭취량보다 물 섭취량을 조금 더 늘리는 것이 바람직하다. 즉, 1일 물 섭취 목표량이 2ℓ 라면 전해질 농도인 0.9%보다 낮은 농도로 소금을 섭취하면서 이뇨 능력이 회복되면 물과 소금의 섭취량을 차츰 늘리는 것이 좋다.

| 기타 당뇨 합병증 |

■ 췌장 기능 저하로 고혈당 상태가 만성화되면 점도가 높은 혈액이 뇌혈관, 신장혈관, 생식기, 위장, 간, 심장 등을 비롯하여 모든 모세혈관을 막는다. 그로 인해 각 장기는 산소와 영양을 공급받지 못하여 암을 비롯한 다양한 질병에 노출된다. 췌장암 환자의 생존율이 다른 암 환자보다 크게 낮은 이유도 바로 췌장 기능 저하로 영양이 흡수되지 않으므로 뇌·간·폐 등 다른 중요한 장기의 기능이 떨어져 대사 장애가 나타나기 때문이다.

당뇨 환자의 경우 암이나 고혈압·신장병·통증이 있다면 원인 질병인 당뇨를 치료해야 암·고혈압·신장병·통증 등에 대한 치료 효과를 볼 수 있다.

당뇨병은 당뇨 자체의 문제보다 합병증을 유발하기 때문에 위험한 질병이다. 그렇다면 기타 당뇨 합병증에는 어떤 것들이 있는지 알아보자.

■ 시력 저하

우리나라의 40대 이상 인구 중 실명 원인 중 1위가 당뇨병이다. 약으로 혈당을 조절할 수 있지만, 약 복용 시간·운동량·식사량에 맞게 정확한 용량을 맞추지 못하면 혈당조절이 안 되어 합병증이 발생할 수 있다. 그뿐만 아니라 약은 활성산소를 유발하므로 그 자체가 시력장애의 요인이 된다.

1984년 미국 위스콘신주에서 30세 이전에 진단된 당뇨 환자의 유병 기간별 망막의 질병 빈도를 역학 조사한 결과, 제1형 당뇨 환자의 유병 기간이 5년 이하인 경우 17%, 15년 이상인 경우 98%에서 망막증이 발병했다. 또 국내 건양대 의대에서 분석한 결과를 보면 당뇨 유병 기간이 5년 이하인 경우는 25%, 15년 이상이면 78%가 망막증이 있다는 사실을 알 수 있다.

시력이 떨어지는 이유는 활성산소·과산화지질·자외선 등 여러 가지 원인이 있겠지만 가장 큰 요인은 당뇨다. 당뇨로 인한 고혈당이 시신경을 막으면 시신경 세포에 산소와 영양공급이 안 되어 사물이 뿌옇게 보이는 백내장이나 초점이 맞지 않는 망막증을 비롯해 시력에 관련된 질병이 발생한다. 이러한 질병을 치료한다고 해도 원인 질병인 당뇨를 치료하지 않으면 고혈당이 다시 시신경을 막으므로 망막증이 재발하는 것은 시간문제다. 따라서 반드시 당뇨를 본질적으로 치유해야 한다.

우리나라의 경우 동공과 수정체에 하얀 백태가 끼다가 수정체가 단단한 돌처럼 변하는 백내장은 70대에 70%, 80대에는 90% 발병한다. 이 또한 당뇨와 무관치 않다.

▣ 간 기능 저하

간은 대표적인 해독기관이다. 외부로부터 들어온 각종 농약이나 중금속, 그리고 대사 과정에서 발생하는 암모니아와 같은 대사 부산물을 해독하지 못하면 독성물질이 체내 곳곳에 쌓여서 대사 장애로 각종 질병이 발생한다. 당뇨 환자는 고혈당이 간 조직의 혈관을 막아서 간세포에 산소와 영양이 공급되지 못해 간 기능이 저하된다. 또한, 만성적으로 간세포가 막히면 산소부족으로 간경화에 이어 간암까지 발생할 수 있다.

당뇨로 인해 간 기능이 떨어진 경우, 간을 이식해도 당뇨를 치유하지 않으면 다시 간이 나빠지는 것은 시간 문제다. 따라서 당뇨로 인해 간 기능이 저하된 환자는 반드시 당뇨를 근본적으로 치유해야 한다.

■ 심근경색 및 협심증

심장은 혈액을 통해 각 장기에 산소와 영양을 공급하는 매우 중요한 기관이다. 심장으로 가는 관상동맥이 좁아져 심장이 단단하게 굳어 수축력을 잃는 현상을 심근경색이라고 하는데 이 경우 심장에 산소와 영양이 원활하게 공급되지 못해 극심한 통증을 겪는다.

또 심장의 모세혈관이 막혀 산소와 영양이 충분히 공급되지 않는 상태를 협심증이라고 하는데 이 경우 심장이 힘을 쓰지 못하는 상태에 놓여 빈맥이 발생한다.

당뇨 환자는 고혈당으로 인해 심근경색은 물론 협심증이 발생할 수 있다. 당뇨환자는 일반인보다 협심증은 3배, 심근경색은 4배나 더 발생하는 것으로 알려졌다.

당뇨 환자가 2년 내 심근경색으로 쓰러질 가능성은 15%에 달하는데, 그 이유는 고혈당이 심장으로 가는 혈관을 막기 때문이다. 심장이 단 몇 분 동안 기능을 멈추면 뇌세포에 산소를 공급하지 못하므로 사망에 이를 수 있다. 당뇨로 인한 심장병은 반드시 당뇨를 치유해야 근본적으로 해결할 수 있다.

■ 기억력 감퇴 및 치매

당뇨로 인해 뇌혈관이 막히면 뇌세포에 산소가 제대로 공급되지 않는다. 고혈당이 기억력을 담당하는 뇌혈관을 막으면 뇌세포에 산소가 공급되지 않아 기억력 저하 · 인지기능 장애 · 행동 장애가 나타난다. 치매 또한 뇌세포의 산소결핍으로 인해 발생하는데 이와 같은 뇌 질환 환자의 16%는 당뇨를 동반하고 있다. 따라서 당뇨로 인한 기억력 저하는 당뇨를 치유해야 근본적으로 해결된다.

▣ 뇌경색

세포는 산소가 공급되지 않으면 세포 조직의 경색(경화) 현상이 발생한다. 고혈당으로 인해 뇌혈관이 막히면 뇌세포에 산소가 공급되지 않아 뇌경색이 발생한다. 당뇨로 인한 뇌경색을 치료하려면 원인 질병인 당뇨를 치유해야 한다.

▣ 뇌출혈

당뇨 환자가 뇌졸중(뇌출혈과 뇌혈관 막힘)에 걸릴 확률은 남성은 6배, 여성은 13배나 된다고 알려졌다. 고혈당으로 인해 뇌혈관이 막히고, 이때 정상 혈압으로는 뇌세포에 산소가 충분히 공급되지 못하기 때문에 혈압을 높이는 과정에서 뇌혈관이 터지는 것이다. 뇌혈관이 터지면 뇌세포에 산소공급이 중단되므로 수 분 이내에 사망할 수 있다.

뇌출혈이 발생한 경우 막힌 뇌혈관을 뚫어도 당뇨를 근본적으로 해결하지 않으면 뇌혈관이 다시 막히는 것은 시간 문제다. 따라서 뇌출혈을 예방하려면 반드시 원인 질병인 당뇨를 치유해야 한다.

◼ 쇼크사

뇌세포에 당이 크게 부족하면 뇌가 정상으로 작동하지 못한다. 당뇨 환자는 혈액에 당이 넘쳐나지만, 당을 흡수하지 못하므로 뇌세포에 당이 부족하여 쇼크사가 일어날 수도 있다.

◼ 구토와 호흡곤란

고혈당이 모세혈관을 막고 신장이 막혀 혈액이 탁해지면 뇌세포에 뇌 산소 결핍 현상이 나타난다. 뇌에 산소가 부족하면 구토·호흡곤란 등 생명을 위협하는 증상이 나타난다.

◼ 통증

통증은 세포가 산소 부족으로 위험에 처했음을 알리는 신호다. 공기가 탁한 곳에서 생기는 두통, 숨을 멈추었을 때 나타나는 두통, 고산지대에서의 두통, 그리고 축농증 환자의 두통 등은 모두 산소부족으로 인해 나타나는 증상이다. 그와는 반대로 공기가 맑은 곳에서는 충분한 산소를 공급받기 때문에 두통이 사라진다.

당뇨로 인한 고혈당이 뇌세포 혈관을 막으면 두통이 나타나고, 근육에 산소가 공급되지 않으면 근육통이 발생한다. 사혈이나 스트레칭, 마사지, 온열 찜질을 통해 통증이 일시적으로 해소될 수는 있으나, 당뇨로 인한 통증은 반드시 당뇨를 치료해야 근본적으로 해결할 수 있다.

▣ 소화불량

당뇨로 인한 고혈당이 위장 혈관을 막으면 위장에 산소와 영양이 충분히 공급되지 않는다. 그러한 경우 위장의 연동 능력이 떨어지고 위산 분비가 저하되어 소화불량이 나타난다.

▣ 비만과 저체중

비만은 과식 · 운동부족 · 비타민과 미네랄 부족에 따른 대사 부진으로 인해 발생할 수 있지만, 비만을 일으키는 주요인은 당뇨다.

고혈당이 각 장기의 혈관을 막으면 대사 장애로 세포에 노폐물이 쌓여 몸이 붓게 되므로 결국 비만으로 이어진다. 반대로 당뇨가 오래 지속되면 당을 흡수하지 못해 세포를 재생하지 못하므로 저체중 현상이 나타난다.

▣ 운동능력 부족과 만성피로

인체는 당을 흡수하여 사용함으로써 에너지를 얻는다. 하지만 당뇨 환자는 당을 충분히 흡수할 수 없어서 운동능력이 떨어지고 만성피로를 겪는다.

▣ 면역력 저하

고혈당으로 인해 면역력을 담당하는 골수나 림프절의 조직이 막혀 산소와 영양이 충분히 공급되지 않으면 면역력이 떨어진다. 운동이나 면역 처방, 온열 요법 등 각종 면역 요법을 통해 일시적으로 면역력이 회복되어도 당뇨를 근본적으로 치료하지 않으면 면역력이 저하된다. 그러므로 당뇨로 인해 면역력이 약해졌다면 반드시 당뇨를 해결해야 한다.

▣ 수족 냉증

수족 냉증은 말초 세포의 혈액순환 장애로 나타나는 증상이다. 당뇨 환자는 고혈당으로 인해 손이나 발끝 부분의 말초 혈관조직이 막힌다. 혈관이 막히면 혈관에 혈액^{산소와 영양}이 공급되지 않아 수족 냉증 현상이 생길 수 있다. 당뇨로 인한 수족 냉증은 당뇨를 치료해야 근본적으로 해결된다.

▣ 손 · 발 괴사

세포에 산소가 부족하면 암이 발병하고, 산소가 완전히 차단되면 괴사가 일어난다. 당뇨 환자의 경우 고혈당으로 인해 모세혈관이 막혀 산소가 공급되지 않으므로 세포가 괴사하는 것이다. 그 결과 손이나 발을 절단해야 하는 수족 괴사가 발생한다.

수족 절단의 원인에는 당뇨 합병증이 가장 크며, 1형 당뇨 환자의 약 65% 정도는 손이나 발 괴사 증상이 나타난다. 당뇨로 인한 수족 괴사를 막으려면 반드시 당뇨를 치유해야 한다.

◨ 치주질환

고혈당으로 인해 잇몸의 미세 혈관이 막히면 백혈구가 잇몸에 충분히 도달하지 못해 염증이 발생하고 결국 치아가 빠진다. 당뇨병이 있는 경우 치주질환 발생 비율이 일반인보다 3배 이상 높으며 진행 속도는 2.6배 빠르다. 또한, 면역력이 떨어지면 세균에 취약하므로 세균 증식으로 인해 잇몸뼈가 쉽게 녹아내린다.

미국 뉴욕대 연구진은 "치주염 환자의 93.4%는 당뇨를 앓고 있다."고 밝혔다.

◨ 혼수상태

혈당이 매우 높을 경우 고혈당이 혈류를 방해하므로 혈액순환이 나빠져 뇌 산소 부족으로 혼수상태가 될 수 있다. 보통 혈당이 1,000mg/dℓ 이상일 경우 혼수상태가 나타난다.

■ 손톱과 발톱 빠짐

당뇨로 인한 고혈당이 손톱과 발톱의 혈관조직을 막으면 혈액순환 장애로 산소와 영양이 공급되지 않아 손톱과 발톱이 괴사하거나 빠질 수 있다.

■ 발기부전

생식기에 혈액이 충분하게 공급되어야 발기가 가능하다. 당뇨 환자는 생식기로 가는 혈관이 막히거나 혈액의 점도가 높아 혈류 저항으로 인해 발기부전을 겪을 수 있다. 당뇨로 혈관이 막히거나 혈액의 점도가 높으면 음경 강직도와 생식기 혈액 유입량이 크게 떨어진다. 당뇨 환자의 50% 이상에서 발기부전이 나타나는데 당뇨를 치료해야 발기부전을 근본적으로 해결할 수 있다.

■ 요실금과 성 불감증

고혈당으로 자궁 혈관이 막히면 자궁 근육의 수축력이 약해지므로 요실금이 발생한다. 또한, 생식기의 감각 기능이 약해져 성 불감증을 겪는다. 이러한 경우 반드시 당뇨를 치료해야 요실금 등에 대한 근본적인 치료가 가능해진다.

■ 생리불순과 자궁내막증

당뇨로 인한 고혈당으로 복부는 물론 자궁의 혈관이 막힐 수 있다. 이 경우 혈액순환 장애로 생리불순이 발생하고, 자궁에 산소가 충분히 공급되지 않는 상태가 만성화하면 자궁내막증이 발생할 수 있다.

당뇨병은 앞에서 언급한 질병 외에도 만병을 유발하는 무서운 질병이므로 반드시 근본적으로 치유해야 한다.

제4부
당뇨약의 종류와 부작용

당뇨는 1형, 1.5형, 2형 당뇨로 나뉘는데

전체 당뇨 환자의 85%인

2형 당뇨는 당뇨가 아니다.

따라서 2형 당뇨는 당뇨약 처방을 해서는 안 된다.

혹은 1.5형 당뇨 환자가 약을 먹으면

과도한 인슐린 분비와 췌장의 탈진으로

중증 당뇨병이 된다.

■ 의화학의 창시자 파라셀수스는 "모든 약은 독이다, 약과 독은 용량의 차이일 뿐이다."라는 유명한 말을 남겼다. 하지만 진통 효과를 별개로 한다면 용량에 상관없이 모든 약은 독이라는 것이 필자의 견해다.

그 이유는, 약은 병의 원인을 치료하지 못할 뿐만 아니라 만병을 일으키는 활성산소를 유발하기 때문이다. 활성산소가 발생하면 혈관 벽이 손상되고 과산화지질이 발생하여 혈류 장애로 각 장기의 산소 공급에 악영향을 미친다.

당뇨약에는 인슐린 분비 촉진제, 인슐린 감수성 개선제, 포도당 합성 억제제, 당 소화 억제제, 당 배출 촉진제, 호르몬 억제제 등이 있다. 당뇨약은 종류별로 혈당을 낮추는 기전이 다르지만, 문제의 원인은 그대로 내버려 둔 채 정상적인 생체 호르몬 작용을 교란시키는 등의 방법이 사용되므로 심각한 부작용을 초래한다.

당뇨약의 종류별 작용 기전 및 부작용에 대하여 알아보자.

| 2형 당뇨에 사용되는 약 |

■ 2형 당뇨는 췌장 기능이 정상이므로 당뇨약을 사용해서는 안 된다. 다만 거동이 불편하여 운동할 수 없거나 식이요법을 할 수 없는 상황에서는 고혈당으로 인한 합병증을 막기 위해 제한적으로 사용하는 것은 고려할 수 있다. 하지만 현재는 모든 2형 당뇨 환자에게 당뇨약이 사용되고 있다.

◾ 당 분비 억제 및 당 소비 촉진제

췌장에서 인슐린을 정상적으로 분비해도 당을 충분히 흡수하지 못하면 혈당이 높아진다. 따라서 혈당이 높아지는 것을 막기 위해 간에서 포도당 분비를 억제하고, 근육 세포의 혈당 소비를 증가시켜 혈당을 낮추는 방법이 당 소비 촉진제다.

하지만 간에서 정상적으로 분비하는 포도당을 억제하면 간 기능 저하는 물론 피로 · 전신 쇠약 · 가스 발생 · 위장 장애 · 설사 · 두통 · 얼굴 부종 · 울혈성 심부전 등이 생길 수 있다. 또한, 근육에서 과다한 양의 지방산을 흡수하면 체중이 증가한다.

▣ 소화 억제제 및 흡수 억제제

식후 30분~1시간 사이에 혈액 내 당이 급속히 높아진다. 식후 고혈당을 막기 위해 소화효소의 작용을 억제하는 것이 소화 억제제다. 그리고 소화된 당의 흡수 속도를 늦추어 혈당이 급격하게 높아지는 것을 막기 위해 개발한 약이 당 흡수 억제제다.

이 약을 먹으면 소화불량으로 인하여 설사 · 가스 · 복부팽만 등의 부작용이 나타난다. 특히 위장 기능이 약한 환자가 소화 억제제를 복용하면 소화불량이 심해지고 당을 흡수하지 못해 대사 기능에 치명적인 결과를 초래한다. 소화불량이 발생하면 다시 소화제를 처방한다. 그야말로 '병 주고 약 주는' 처방이 반복되며, 결국 췌장 기능이 떨어져 1형 당뇨로 진행된다.

▣ 당 배출 촉진제

신장의 사구체 여과 과정에서 당을 재흡수하지 못하게 하고 당을 소변으로 배출시켜서 혈당이 높아지는 것을 억제하는 약이다. 대사 과정을 통해 생성된 포도당을 강제 배출하는 것이므로 영양 효율 면에서 매우 비효율적인 약이다. 소변에서 당이 배출된다고 하여 당뇨병이라는 병명을 붙이고는 약으로 당을 빠져나오게 하니 이율배반적 처방이라 아니할 수 없는 일이다.

당 배출 촉진제를 복용하면 고혈당을 막을 수는 있지만, 많은 양의 당이 몸 밖으로 배출되어 저혈당이 발생하고 체중과 체력이 급격하게 감소한다는 사실도 간과해서는 안 된다.

■ 수술요법

과식이 당뇨의 원인이라는 사실에 근거하여 위장의 일부를 잘라낸 후 소장과 직접 연결해서 과식하지 못하게 만드는 것이 수술요법이다. 수술 요법은 식사량을 조절하지 못하거나 운동량이 부족한 환자의 경우 혈당을 낮출 수 있는 효과적인 방법이라 할 수 있다.

그러나 위장을 줄이거나 위장 기능을 무력화시키는 방법은 소화 및 대사에 큰 장애를 초래할 수 있다.

| 1.5형 당뇨에 사용되는 약 |

■ 인슐린 분비량이 부족한 1.5형 당뇨 환자에게는 인슐린 분비를 촉진하거나 췌장에서 분비되는 인슐린의 양을 조절하는 방법이 사용된다.

▣ 인슐린 분비 촉진제

인슐린 분비 촉진제는 인슐린을 충분히 분비하지 못하는 1.5형 당뇨 환자의 베타세포에서 많은 양의 인슐린을 분비하도록 유도하여 혈당을 낮추는 방법이다. 이 방법은 인슐린을 과도하게 분비시키므로 저혈당으로 인한 쇼크사 · 생리활동 정지 등의 위험에 노출될 수 있으며, 발진 · 구역질 · 메스꺼움 · 구토 · 기관지염 · 비염 등의 부작용이 발생할 수 있다.

만약 식사량이 적거나 혹은 운동을 많이 하여 혈당이 높지 않은 상태에서 인슐린 촉진제를 복용하면 저혈당이 될 수 있다. 저혈당에 노출되면 어지러움·손발 저림·식은땀·심장 두근거림·혼수상태 등의 부작용이 나타난다.

또한, 장기간 복용할 경우 췌장 기능이 급속도로 약해져 1형 당뇨 환자가 된다. 그것은 마치 지하수를 너무 많이 뽑아 쓰면 지하수가 고갈되는 것과 같은 이치다.

따라서 이 약은 인슐린 분비량이 적은 환자(1.5형 당뇨)에 한하여 사용되어야 한다. 하지만 장기적으로 사용하면 췌장은 탈진에 이르고, 2형 당뇨 환자에게 사용하면 인슐린 과다 분비로 저혈당은 물론 췌장 기능이 떨어진다.

현장에서는 1.5형 당뇨 환자는 물론 2형 당뇨 환자에게도 이 약이 처방되고 있어 약 본래의 부작용과 더불어 심각한 문제가 발생한다.

■ 인슐린 분비 조절제DPP-4 억제제

다른 당뇨약을 섭취하면 혈당수치와 상관없이 곧바로 혈당이 낮아진다. 하지만 혈당이 높을 때만 인슐린이 분비되도록 조절하므로 보다 안정적으로 혈당이 유지되도록 하는 약이 DPP-4 억제제이다. DPP-4 억제제Dipeptidyl Peptidase-4 Inhibitor는 인슐린 촉진 호르몬인크레틴을 억제하는 호르몬글루카곤을 무력화하여 많은 양의 인슐린을 분비케 하여 혈당을 낮추는 약이다.

인체는 혈당이 높으면 소장에서 분비된 인크레틴(인슐린 자극 호르몬)이 췌장을 자극하여 인슐린을 분비하는데, 인크레틴이 지나치게 많이 분비되면 인슐린 과다로 저혈당에 노출된다. 이때 이자에서 분비되는 글루카곤(인크레틴 억제 호르몬)이 인슐린 분비량을 억제해 저혈당을 막는다. 이러한 인체의 작용을 이용하여 췌장 기능이 떨어져 인슐린을 분비하지 못하는 당뇨 환자에게 글루카곤 생성 억제제를 투여하면 인슐린 분비를 촉진하여 혈당을 낮추는 것이다.

이 약은 췌장염·두통·고혈압·오심·비인두염·피부발진·대장암 증식 및 전이 촉진 등의 부작용이 있다는 사실이 밝혀졌다.

또한 비인두염·피부발진·췌장염 등이 발병하는데, 그 이유는 과도한 인슐린이 분비됨에 따라 췌장 기능이 약해져 면역력이 떨어지기 때문이다. 두통·고혈압·오심 등이 나타나는 이유는 글루카곤의 생산을 강제적으로 억제하므로 간, 췌장, 이자 등 소화기 계통의 대사 장애로 뇌에서 산소 부족 현상이 발생하기 때문이다.

| 1형 당뇨에 사용되는 약 |

■ 췌장의 베타세포가 파괴된 1형 당뇨는 인슐린 분비량이 크게 감소하거나 거의 생산하지 못하므로 혈당을 흡수할 수 없다. 이러한 경우 세포가 당을 흡수하지 못하므로 혈당은 높아지고 체중이 급격하게 감소하여 고혈당에 의한 각종 합병증이 발생한다.

1형 당뇨 환자는 췌장에서 인슐린을 생산하지 못하므로 외부에서 인슐린을 공급해 주어야 생명을 유지할 수 있다. 하지만 인슐린 주사는 근본적으로 췌장 기능을 회복시키는 방법이 아니므로 평생 약을 먹어야 한다. 만약 약에만 의존하면 조금이나마 남아 있는 췌장의 인슐린 분비 능력마저 영구히 퇴화한다.

이처럼 현대 의학의 당뇨 치료법은 인체의 정상적인 대사 활동을 거스르는 방법이므로 부작용이 따를 수밖에 없다.

제5부
당뇨병의 원인

당뇨병은 원인이 있다.

췌장 세포에 산소와 영양 공급이 안 되면

췌장 기능이 떨어지며

베타세포가 파괴되면 1형 당뇨가 된다.

당뇨 확진을 받은 환자 중 약 85%는 당뇨병이 아니다.

■ 당뇨병의 종류는 1형 당뇨(췌장의 베타세포가 파괴되어 인슐린을 분비 못 함), 1.5형 당뇨(베타세포는 정상이나 인슐린 분비량이 줄어듦), 2형 당뇨(췌장은 정상이나 혈당이 높음)로 나뉘며 유형별로 원인이 조금씩 다르다.

우리나라의 당뇨 환자 수는 500여만 명이지만 췌장의 베타세포가 파괴되어 인슐린 분비를 거의 못하는 진정한 당뇨 환자(1형 당뇨)는 약 2.3%(11만 5천 명)에 불과하다. 췌장 기능이 떨어져 인슐린 분비가 충분하지 못한 환자(1.5형 당뇨)는 12.8%(64만 명)이다. 즉, 전체 당뇨 환자의 15.1%(75만 5천 명 : 1형 및 1.5형 당뇨)만이 당뇨 환자이고, 나머지 84.9%(424만 5천 명 : 2형 당뇨)는 혈당만 높을 뿐 췌장 기능이 정상이다.

당뇨는 유형별 원인에 따른 조처를 해야만 치유할 수 있으므로 당뇨 유형별 원인을 알아야 한다.

| 2형 당뇨의 원인 |

■ 췌장에서 인슐린을 충분히 분비해도 단순히 혈당만 높은 경우가 있다. 단순히 혈당만 높은 2형 당뇨의 원인은 크게 두 가지로 나눌 수 있다.

2형 당뇨의 원인은 무엇일까?

◙ 생리적 고혈당

인체는 탄수화물 · 단백질 · 지방을 섭취하여 세포를 만들고 에너지로 사용하여 생명 현상을 이어간다. 음식물은 위장에서 소화 과정을 거치면서 당으로 변하므로 음식물을 섭취한 직후에는 혈당이 높아지고 시간이 지날수록 점점 낮아진다. 이것이 식후 혈당과 공복 혈당이 다른 이유다.

식사 후 열량을 충분히 사용하지 않으면 혈당이 높은 상태로 유지된다. 이것은 자연스러운 생리적 현상이며 생리적 고혈당(필자 주)이다.

생리적 고혈당의 원인에는 다음 두 가지의 요인이 있다.

＊ 과도한 열량을 섭취한다.

주식으로 섭취하는 탄수화물·단백질·지방은 대사 과정을 통해 흡수되지만 지나치게 많은 양을 섭취하면 세포에서 모두 흡수하지 못하고 내장 지방이나 혈중 지방 혹은 혈당으로 쌓인다. 이때 혈당은 근육에도 저장되는데, 근육에 저장하는 데에는 한계가 있으므로 지속적으로 과식하면 고혈당에 노출된다.

＊ 세포가 당을 흡수하지 않는다.

운동을 하는 동안 1시간에 약 40g의 포도당을 사용하고, 운동을 하지 않으면 약 10g의 포도당을 사용한다. 세포는 에너지를 소비하지 않으면 당을 흡수하지 않는다. 따라서 운동량이 부족하면 세포에서 당을 소비하지 않으므로 기초 대사에 필요한 만큼만 흡수한다. 식사 후 활동량이 적으면 다음 식사 시간이 되어도 허기를 못 느끼는 것과 같은 이치다. 그러한 상태에서 음식을 섭취하면 영양이 복부 지방과 중성 지방으로 저장되고 혈당도 함께 높아진다.

■ 인슐린 활용 능력이 떨어질 때

인슐린이 충분해도 제 역할을 하지 못하면 세포에서 당을 흡수하지 못하므로 혈당이 높아진다. 이러한 경우 인슐린 저항성이 있다고 말한다.

인슐린이 제대로 활용되지 못하는 요인은 무엇일까?

＊ 높은 중성지방(혈중지방)

미국 미시간대학 브레인 칼로간 교수팀의 연구 결과, "당뇨로 인한 족부 절단 위험은 중성지방이 150~199mg/dℓ인 경우 1.29배, 200~499mg/dℓ인 경우는 1.49배, 500mg/dℓ 이상이면 1.65배로 체내 중성 지방이 많을수록 당뇨 합병증에 노출될 가능성이 높다."는 사실을 밝혔다. 중성지방이 높으면 인슐린 이동성에 장애가 발생하기 때문이다.

운동을 통해 에너지원이 필요하면 먼저 혈당을 사용하고 그다음에는 중성 지방, 그리고 마지막에는 내장 지방을 사용한다. 중성지방은 냉장실에 저장한 식재료이고 내장지방은 냉동실에 저장한 식재료로 비유할 수 있다.

순환 장애가 발생하면 인슐린의 이동이 원활하지 못하므로 인슐린을 충분히 활용하지 못한다. 즉 인슐린 저항성이 발생하여 혈당이 높아진다. 이 주장을 뒷받침하는 실험 결과가 있다.

채널A에서 성인 5명을 대상으로 5일간 종아리를 주물러 준 결과 평균 혈당이 113.8mg/dl에서 103.8mg/dl로 8.8% 낮아졌다. 다른 변화를 주지 않았음에도 불구하고 혈액 순환이 원활해져 인슐린의 이동성이 높아져 인슐린 사용 효율이 높아졌기 때문이다.

이를 뒤집어서 생각하면 "순환장애가 나타나면 인슐린의 이동이 원활하지 못해 혈당을 흡수하기 어렵다."라는 사실을 알 수 있다. 또한 중성지방으로 인해 혈류 장애가 발생하면 인슐린 이용 효율이 낮아진다는 사실을 알 수 있다.

＊ 내장 지방(복부 지방)**의 양이 많을 때**

내장 지방은 소장과 간 사이에 쌓인 지방을 말한다. 내장 지방은 혈당이 부족할 경우 에너지원으로 사용되므로 일정량은 필요하다. 하지만 내장 지방이 지나치게 많으면 대사 장애를 유발한다.

그렇다면 내장 지방이 과다할 경우 당뇨병이 발생하는 이유는 무엇일까?

내장 지방은 당의 저장고 역할을 하므로 저장고가 포화하면 혈당이 높아질 수밖에 없다. 내장 지방은 점도가 매우 높아 혈류 장애를 유발하여 인슐린 저항성을 높임과 동시에 고혈당의 요인이 된다.

내장 지방은 유리지방산으로 분해된 후 대사 과정을 거쳐 에너지로 사용된다. 내장 지방으로부터 분리된 유리지방산은 대부분 저밀도 지방(지방 비율이 60% 이상)으로 점도가 높아서 인슐린의 이동을 막는다. 게다가 유리지방산은 세포벽을 포화(코팅)하여 당 흡수를 방해하여 고혈당의 요인으로 작용한다.

연세대 세브란스병원 내분비내과 안철우 교수의 분석에 의하면 "(주로 2형)당뇨 환자의 65%가 복부 비만이었다. 내장 지방 환자의 경우 당뇨 발생 비율이 정상체중인 사람의 5~10배 발생한다."고 밝혔다. 복부 비만이 있다는 것은 내장지방이 많다는 것을 의미하는 데 고혈당과 직접 관계가 있음을 시사하는 분석 결과다.

또 채널 A에서 전문기관에 의뢰하여 실험(5명)한 결과, 허리둘레가 평균 89.1cm에서 85.3cm로 감소하자 혈당 수치는 평균 113.6mg/dℓ에서 103.8mg/dℓ로 감소하였다. 즉, 허리둘레가 1cm 감소하였을 때 당수치는 2.52mg/dℓ 낮아진 것이다.

허리둘레는 내장 지방의 양에 좌우되며, 허리둘레가 클수록 혈류 저항과 인슐린 저항성을 유발하여 혈당이 높아진다.

■ 비만
미국 하버드대학의 연구 결과에서 "체질량 지수가 35 이상인 고도 비만의 경우 표준체형보다 당뇨 위험성이 크게 높아진다."며 비만을 당뇨의 주요 원인으로 지목했다.

한국 보건사회연구원의 조사 결과에서도 비만한 사람의 당뇨 유병률은 16.5%로 비만이 아닌 경우인 7.6%보다 약 2배 가까이 높았다. 그 이유는, 비만한 사람은 대체로 내장 지방이 많아 혈액순환이 원활하지 못해 인슐린 저항성이 떨어져 혈당이 높아진다.

실제로 KBS에서 단순 비만이면서 당뇨가 아닌 여성과 정상체중이면서 당뇨인 여성을 비교한 결과, 정상체중이면서 내장지방 비율이 높은 경우(0.74) 당뇨가 발병했고, 비만이면서 내장지방 비율이 낮은 경우(0.54)에는 당뇨가 발병하지 않았다. 즉, 단순 비만이 아닌 내장지방에 의한 비만이 고혈당의 요인이라는 사실을 알 수 있는 연구 자료다.

* **저밀도 콜레스테롤**^{LDL}**이 많을 때**

지방은 단백질과 합성되어 지단백(콜레스테롤) 형태로 운반되는데, 그중 단백질 비율이 낮은(단백질 비율 60% 이하) 콜레스테롤을 저밀도 콜레스테롤이라고 한다. 저밀도 콜레스테롤은 점도가 매우 높다. 따라서 저밀도 콜레스테롤 비율이 높으면 인슐린의 이동이 어려워지므로 혈당이 높아진다.

채널A가 전문기관에 의뢰하여 실험한 결과, 저밀도 콜레스테롤 (LDL) 수치가 1mg/dℓ 낮아질 경우 혈당은 0.8mg/dℓ 감소했다. 이는 저밀도 콜레스테롤이 고혈당에 영향을 준다는 사실을 알 수 있는 실험 결과다.

✱ 세포벽이 포화하였을 때

세포가 저밀도 콜레스테롤 혹은 트랜스지방으로 포화(코팅)되면 세포의 문이 열리지 않으므로 혈당이 세포 안으로 들어갈 수 없다. 따라서 세포벽이 포화상태가 되면 인슐린 활용 능력이 떨어지므로 혈당이 높아진다.

이상에서 살펴본 바와 같이 2형 당뇨는 운동 부족 및 과식으로 인한 생리적 고혈당 또는 혈류 저항이 발생하여 인슐린을 충분히 활용하지 못하므로 혈당이 높아진 것이다. 즉, 2형 당뇨는 췌장 기능이 정상으로 당뇨병이 아니다.

| 1.5형 당뇨의 원인 |

■ 인체의 모든 기관은 산소와 영양이 충분히 공급될 때 제 기능을 다한다. 췌장이 제 기능을 하지 못하는 이유도 췌장 세포에 산소와 영양이 충분히 공급되지 않기 때문이다.

췌장 세포에 산소와 영양이 충분히 공급되지 못하는 이유에 대하여 알아보자.

▣ 고혈당 상태를 방치할 경우

고혈당은 체내 어느 조직이든 혈류 장애를 유발한다. 고혈당이 만성화하여 췌장 혈관을 막으면 췌장에 산소와 영양이 충분히 공급되지 못하므로 췌장 기능이 저하된다.

따라서 2형 당뇨의 경우 운동과 식이요법 등 생활 습관을 개선하지 않으면 1.5형을 거쳐 중증(1형)으로 진행한다. 이것이 2형 당뇨에서 1형 당뇨로 가는 전형적인 프로세스다.

◼ 혈전

혈전이란 '혈액이 딱딱하게 굳은 상태'를 말하며 혈전으로 인해 각종 미세 혈관이 막히면 장기 조직에 산소와 영양이 충분히 공급되지 못하여 각 장기의 기능이 떨어진다. 췌장 세포에 혈전이 발생하면 췌장 혈관이 막혀서 혈류 저항으로 인해 췌장 기능이 떨어진다.

◼ 어혈

어혈이란 혈전, 혈구, 중성지방, 과산화지질, 콜레스테롤, 젖산, 노폐물, 중금속 등이 엉겨 붙어 혈액이 정상적으로 흐르지 못하여 정체된 혈액 뭉침 현상을 말한다.

체내에 어혈이 많으면 모든 장기에 산소와 영양이 공급되지 못하여 기능이 떨어지며 췌장 기능도 저하된다.

◼ 비염

혈액 내 산소가 부족하면 혈구들이 서로 엉겨 붙어 혈액 순환을 방해한다. 이때 세포는 산소부족 상태에 놓이는데 산소부족 현상이 만성화되면 혈전이 발생하여 혈류 장애로 췌장 기능이 떨어진다.

외부로부터 산소가 공급되는 것을 방해하는 제1순위는 바로 공기흡입 통로인 콧구멍이다. 사람은 누구나 자기 신체에 맞는 코를 가지고 태어나지만 아무리 큰(정상적인) 콧구멍을 가지고 태어난 사람이라도 막히거나 좁아지면 산소 공급이 어렵게 된다.

그렇다면 콧구멍이 좁아지는 이유는 무엇일까? 그것은 바로 비염 때문이다. 비염은 비강에 침입한 세균과 백혈구가 싸우는 과정에서 나타나는 염증 현상이며, 코점막이 붓고 비대해지면서 콧구멍이 좁아지므로 산소 공급을 방해한다.

비염으로 인해 콧구멍이 좁아지면 숨을 충분히 쉴 수 없으므로 입을 벌려 입으로 숨을 쉬게 된다. 이때 섬모가 없는 구강 점막은 미세먼지와 바이러스, 세균 등에 직접 노출된다. 세균에 노출된 인두는 붓게 되고, 세균을 밀어내려고 나오는 가래가 목구멍에 달라붙어 기도가 좁아지므로 공기 흡입량도 줄어든다.

만약 콧구멍이 좁아져 7~8시간의 수면 시간 동안 산소 흡입량이 절반 내외로 줄거나 수면 무호흡인 상태라면 혈구들이 서로 엉겨 붙는다. 따라서 혈액순환 장애로 산소와 영양이 공급되지 못해 췌장 기능이 떨어진다.

▣ 신부전

신장과 췌장의 기능 저하는 '닭이 먼저냐, 알이 먼저냐?' 와 같이 상호 관계가 있다.

당뇨로 인한 고혈당이 신장혈관을 막으면 신장 기능이 저하되고, 반면에 신장 기능 저하로 노폐물이 쌓여서 혈관을 막으면 췌장 기능이 떨어진다. 성인의 경우 1분에 220cc의 노폐물을 걸러내지만, 신장 기능이 떨어지면 노폐물을 걸러낼 수 있는 양이 점점 줄어든다. 신장에서 노폐물을 걸러내는 양이 1분에 150cc 이하가 되면 체내 노폐물이 점점 많아지고, 70cc 이하로 떨어지면 신장병인 신부전 판정을 받는다.

신부전이 발생하면 체내 노폐물이 쌓여 혈액순환 장애로 세포에 충분한 산소와 영양이 공급되지 못하여 췌장 기능이 떨어진다.

▣ 간 기능 저하

간은 혈액을 저장하고 지방 및 당 대사에 관여하며 해독을 담당한다. 또한, 음식을 통해 흡수한 당을 글리코겐 형태로 저장했다가 필요할 때 방출하는 기능을 수행한다.

간 기능이 떨어지면 당 대사와 지방 대사가 원활하지 못하므로 혈액에 지방과 당이 증가하여 혈액의 점도가 높아진다. 결국, 혈액의 점도가 높아져 췌장 혈관이 막히므로 췌장 기능이 저하된다.

또한, 간 기능 저하로 체내 독성 물질을 해독하지 못하면 혈액이 탁해진다. 혈액이 탁한 상태가 만성화하면 산소 결핍으로 췌장 기능이 저하된다.

■ 냉증

체온이 내려가면 혈관 수축으로 혈류 장애가 발생한다. 혈류장애가 발생하면 산소부족 현상이 나타나 혈구들이 뭉치고 순환 장애로 인해 췌장 기능이 저하된다.

이상은 췌장 세포에 산소와 영양이 충분히 공급되지 못하게 하여 췌장 기능을 저하시키는 1.5형 당뇨의 요인이다.

| 1형 당뇨의 원인 |

■ 췌장의 베타세포가 파괴되어 인슐린 분비 기능이 크게 떨어진 경우를 1형 당뇨라 하며 주로 소아에게서 발병한다고 하여 소아 당뇨라고도 부른다. 소아의 경우 1.5형을 거치지 않고 바로 베타세포가 파괴되어 1형 당뇨로 되지만, 성인의 경우는 주로 고혈당->췌장기능 저하(1.5형)->베타세포 파괴(1형) 단계를 거친다는 특징이 있다. 하지만 반드시 소아 당뇨와 성인 당뇨의 진행 단계가 반드시 구분되는 것은 아니다.

병리학적으로 1형 당뇨는 췌장의 베타세포가 파괴된 것이며, 1.5형 당뇨는 췌장 세포에 산소와 영양이 공급되지 않아 췌장 기능이 떨어진 것이다. 하지만 이를 명확하게 구분하지 않고 보통 혈당이 400mg/㎗ 이상 일 경우 1형 당뇨로 판정하고 있다.

베타세포가 파괴되는 1형 당뇨의 원인에 대하여 알아보자.

■ 2형 및 1.5형 당뇨약

인슐린 저항성으로 인해 혈당이 높은 2형 당뇨 환자나 췌장 기능이 떨어진 1.5형 당뇨 환자에게 인슐린 촉진제를 사용하면 췌장에서 과도한 인슐린이 분비된다. 그 결과 베타세포가 탈진하여 췌장 기능이 떨어져 1형 당뇨가 될 수 있다.

■ 과도한 활성산소

활성산소는 세포와 인체 내 모든 대사물질을 산화시키고 파괴하는 물질이다. 활성산소가 많이 발생하거나 만성적으로 발생할 경우 췌장의 베타세포가 파괴되어 1형 당뇨가 될 수 있다.

KBS가 경희대 기초의과학센터에 의뢰한 실험에서 '쥐의 신경세포에 활성산소를 주입한 결과 1분 이내에 세포막이 파괴되었다.'는 사실을 밝혔다. 과도한 활성산소는 베타세포를 파괴하여 1형 당뇨의 원인이 될 수 있다.

❖ 활성산소란?

대다수 원소는 최외곽 전자수가 8개(수소와 헬륨은 예외적으로 2개)의 분자구조 상태일 때 안정 상태가 된다. 그런데 산소는 최외곽 전자

수가 6개이므로, 부족한 두 개의 전자를 채워 안정적인 상태가 되려는 성질이 강하다. 따라서 단독으로 존재하지 않고 O_2 상태로 존재하거나 다른 원소와 결합하여 안정 상태를 유지한다.

그런데 산소를 사용하는 과정에서 산소는 불안정한 상태(최외곽 전자수가 8개가 아닌 상태)가 될 수 있다. 이런 불안정한 상태의 산소를 통틀어 활성산소라고 한다.

분자 상태가 불안정한 활성산소는 안정된 상태가 되기 위해 다른 원소와 신속하게 결합한다. 이때 상대 물질은 산화된다.

예를 들어 활성산소가 지방세포와 결합하면 지방세포는 산화되어 과산화지질이 된다. 과산화지질은 점도가 매우 높아서 혈관 벽에 침착하여 동맥경화의 원인이 될 뿐만 아니라 혈관을 막을 수 있다. 과산화지질이 시신경을 막으면 백내장이 되고, 뇌혈관을 막으면 뇌 산소 결핍으로 뇌경색이나 치매 혹은 뇌종양을 일으킬 수 있으며, 신장의 사구체를 막으면 신부전이 될 수 있다.

❖ 활성산소가 발생하는 이유

활성산소는 주로 세포의 대사 과정에서 발생하며 체내 산소가 부족해도 발생한다. 과식, 과로, 과격한 운동, 스트레스, 두려움, 공포, 중금속, 자외선, 방사선, 초음파, 대기오염물질, 환경호르몬, 식품첨가제, 농약, 전자파, 흡연, 음주 등은 체내 산소부족 현상을 초래하여 활성산소를 발생시킨다.

■ 항생제 사용

주로 소아에게서 발병하는 1형 당뇨의 원인으로 바이러스 감염을 지목한다. 바이러스에 노출되면 백혈구가 이를 퇴치하는 과정에서 많은 활성산소가 발생하여 베타세포를 파괴하므로 결국 1형 당뇨가 된다. 하지만 바이러스를 퇴치하기 위해 사용하는 항생제가 더 큰 영향을 미친다.

항생제나 스테로이드제 혹은 진통 해열제는 독성이 매우 강해서 많은 활성산소를 발생시킨다. 따라서 면역력이 약하고 간의 해독 능력이 떨어진 어린이에게 장기적으로 사용할 경우 활성산소로 인해 베타세포가 파괴될 수 있다.

이 과정에서 파괴된 바이러스와 죽은 세균, 백혈구 등은 노폐물이 되어 혈류를 방해한다. 만약 노폐물이 지속적으로 췌장 혈관에 쌓이면 췌장으로 산소와 영양이 충분히 공급되지 못해 췌장 기능이 약해진다.

소아 당뇨의 경우 자가면역 항체가 형성되어 있다. 그 이유는 바이러스에 노출된 경험이 있기 때문이다. 소아당뇨에서 베타세포가 파괴된 원인은 바이러스에 노출된 것이 일차적 원인이지만, 바이러스를 퇴치하기 위해 항생제를 사용하면 많은 활성산소가 발생하여 베타세포가 더욱 큰 손상을 입는다. 활성산소는 소아 당뇨를 일으키는 주요한 원인이므로 약물 사용을 신중하게 사용해야 한다.

■ 진통 소염 해열제

해열 진통제 한 알에는 살리실산이라는 독성물질이 500mg이나 들어있다. MBC 시사매거진에서 전문기관에 의뢰하여 실험한 결과, 물 1ℓ 에 살리실산 160mg(160ppm)을 넣은 시험관에 송사리를 넣었더니 20분도 안 되어 14마리 모두 죽었다. 물벼룩도 200ppm에서 세 시간 만에 모두 죽었다.

또한, 소염제에 들어있는 디클로페낙 100ppm에서 물벼룩 20마리 중 7마리가 이틀 만에 죽었고, 50ppm에서는 20마리 중 2마리가 죽었다. 그리고 6.25ppm에서는 96시간 만에 물벼룩 20마리가 모두 죽었다.

진통 소염제와 같은 독성물질에 노출되면 이를 퇴치하기 위해 많은 에너지를 사용하므로 이 과정에서 많은 활성산소가 발생하여 베타세포가 파괴된다. 특히 진통제로 많이 쓰이는 스테로이드제를 장기간(보통 2주 이상) 사용하면 몸이 붓고, 피부가 거북이 등처럼 단단하게 굳는 현상이 나타난다. 이는 독성물질로 인해 활성산소가 발생하여 세포에 산소가 공급되지 않아 나타나는 현상이다. 산소가 공급되지 않으면 췌장 기능 저하는 물론 골수암, 관절염, 신장 기능 저하, 위장 장애, 망막 손상을 비롯하여 만병의 원인이 된다.

항생제나 감기약, 스테로이드, 소염진통제 등의 약물을 남용하면 각종 암이나 궤양이 발생하는 것으로 알려졌는데 췌장도 예외가 될 수 없다. 면역력이 약한 사람(주로 소아)에게 항생제나 감기약, 스테로이드제 등을 과도하게 처방하면 췌장에 치명적이다.

의화학의 창시자 파라셀수스가 말한 '양약은 모두 독'이라는 말을 기억할 필요가 있다. 건강보험제도와 실비보험을 내세워 부담 없이 의료 쇼핑을 한다면 되돌릴 수 없는 피해를 보게 된다는 사실을 명심해야 한다.

■ 항암제 과다 사용

항암제는 이름만 항암제일 뿐 암세포뿐만 아니고 정상세포까지 모두 죽이는 독성물질로, 세포 분열기 중에서 합성기에 놓인 모든 세포를 파괴한다. 췌장 세포는 빠르게 분열하지 않지만, 분열 중인 췌장 세포가 항암제에 노출되면 즉시 파괴된다. 항암제를 장기적으로 복용하면 당뇨병을 피하기 어렵다.

또한, 항암제로 인한 활성산소는 췌장의 베타세포를 파괴한다. 또 활성산소로 인해 지방세포가 산화되면 혈류장애로 인해 이차적으로 췌장 기능이 떨어진다. (항암제의 인체 영향에 대해서는 '암 산소에 답이 있다' 책에 상세하게 언급하였으니 암 환자는 꼭 정독하길 바란다.)

■ 면역 저하

인체에는 외부의 침입균에 대항하기 위한 방어 체계로 면역 시스템이 존재한다. 면역을 생산하는 장기에는 골수, 흉선, 림프절, 비장 등이 있다. 장기에서 만들어진 면역세포는 림프절, 편도선, 비장 등에 저장되었다가 필요할 때 활용된다.

면역력이 저하되면 침입균과 면역력 간에 장기적으로 게릴라전이 지속된다. 이 과정에서 만성적으로 활성산소가 발생하므로 베타세포가 손상된다.

■ 방사선에의 노출

방사선은 80℃ 이상의 고열로 암세포를 제거하는데, 방사선에 노출되면 모든 세포가 파괴되며 췌장 세포 또한 예외가 아니다. 또한, 방사선이 췌장 세포에 직접 조사照射되지 않더라도 다른 장기조직이 방사선에 노출되면 강력한 활성산소가 발생하므로 혈류 장애로 췌장 기능이 더욱 떨어져 1형 당뇨로 진행된다.

이상에서 혈당이 높아지는 원인(2형 당뇨), 췌장 기능이 떨어지는 원인(1.5형 당뇨), 그리고 베타세포가 파괴되는 원인(1형 당뇨)에 대하여 살펴보았는데, 원인 요소가 각각 독립적으로 작용하는 것은 아니다. 위에 열거한 원인이 복합적으로 작용하여 고혈당이 되거나 췌장 기능이 떨어지고 심할 경우 베타세포가 파괴될 수 있다.

| 췌장 기능을 약화하는 식생활 |

■ 포화지방 과다 섭취

우리가 섭취한 음식은 소화과정을 통해 포도당을 거쳐 ATP로 전환된다. 산소 1ℓ 당 탄수화물 4.6kcal, 지방 5.1kcal를 연소하므로 지방 연소 시 상대적으로 많은 활성산소가 발생한다. 활성산소는 과산화지질을 만들어 혈액순환 장애를 유발하므로 결국 췌장 기능을 저하한다.

지방은 1g당 9kcal의 열량을 내므로 4kcal인 탄수화물이나 단백질과 비교하면 2배 이상 열량이 높다. 따라서 같은 양을 섭취하더라도 그만큼 혈당이 높아진다. 또한, 지방은 물과 섞이지 않으므로 단백질과 결합한 상태(지단백, 콜레스테롤)로 운반되는데, 지방을 과다 섭취하면 점도가 높은 LDL(지방함량이 많은 저밀도 콜레스테롤)의 양이 증가하여 췌장 기능이 떨어진다.

게다가 동물성 지방에는 내분비 장애를 일으키는 다이옥신, DDT, PCB 등 환경 호르몬이 많이 들어 있다. 환경호르몬은 몸에 한번 들어오면 잘 배출되지 않는다. 인체에 축적될 경우 다량의 활성산소가 발생하여 췌장 기능을 떨어뜨린다.

■ 과도한 설탕 섭취

설탕을 다량 섭취하면 중성지방이 증가하여 혈류를 방해할 뿐만 아니라 지방간을 만들어 이차적으로 혈류를 방해한다. 한남대에서 실험용 쥐에게 고ᵇ지방 먹이, 고ᵇ콜레스테롤 먹이, 고ᵇ설탕 먹이를 각각 한 달간 먹인 뒤 일반 전분을 먹인 쥐와 체중 변화를 비교했다. 실험 결과 고농도의 설탕을 먹인 쥐는 고지방이나 고농도 콜레스테롤을 먹인 쥐보다 10~20% 이상 체중이 증가했다. 또한, 고농도 설탕을 섭취한 쥐가 고지방이나 고콜레스테롤 먹이를 섭취한 쥐보다 지방간이 더 많았고, 특히 중성지방의 증가가 높게 나타났다.

앞에서 언급한 바와 같이 중성지방은 혈당을 높일 뿐만 아니라 췌장 조직의 혈류를 방해하여 췌장 기능을 떨어뜨린다.

스웨덴 캐롤린스카 연구소에서 성인 남녀 약 8만 명을 대상으로『섭취하는 음식과 췌장암의 발병률』에 대하여 연구한 바 있다. 연구 결과 평소에 설탕이 들어 있는 음식을 많이 섭취한 그룹이 그렇지 않은 그룹에 비해 췌장암 발병률이 두 배 가까이 높았다. 그 이유는 설탕이 중성지방을 증가시켜 췌장의 혈액 순환을 방해했기 때문이다. 또 2013년 유럽 8개국 35만 명을 대상으로 조사한바 설탕이 들어있는 탄산음료를 1일 1회 이상 마시는 사람은 당뇨에 걸릴 확률이 22%나 더 높게 나타났다.

설탕은 청량음료에 12%, 토마토케첩에는 25%, 콜라에는 11%, 오이 피클에는 28%, 시리얼에는 35%, 이유식에는 10% 들어 있으며, 햄버거 한 세트에는 32g, 케이크 한 조각에는 60g, 바게트 3조각에는 50g, 자장면과 탕수육 1인분에는 72g이나 들어있다.

▣ 물 섭취량 부족

혈당은 소변을 통해 배출되는데, 당을 배출하기 위해서는 충분한 물이 필요하다. 당뇨 환자가 물을 많이 마시는 것도 물을 통해 당분을 충분히 배출하여 고혈당을 예방하기 위한 인체의 자구책이다. 즉, 물을 충분히 섭취하지 않으면 당분을 충분히 배출할 수 없을 뿐만 아니라 몸속의 노폐물을 배출시키지 못해 혈류 장애로 인해 췌장 기능이 떨어진다.

▣ 산성식품 과다 섭취

우리가 섭취하는 식품은 탄수화물 · 단백질 · 지방 등 대부분 산성식품이다. 산성식품은 세포를 산화시키는데, 특히 혈관이나 지방세포가 산화되면 혈류가 나빠져 췌장 기능이 떨어진다.

▣ 트랜스지방과 변성된 지방

트랜스지방은 이동성 및 보관성을 높이기 위해 불포화지방산(식물성 지방)에 수소를 첨가하여 고체화한 지방이다. 주로 과자, 피자, 팝콘, 빵 등을 만들 때 사용된다.

트랜스지방은 포화지방보다 높은 온도에서도 고체 상태이므로 체내에서 혈관 경직도를 높이고 혈류를 방해하여 췌장 기능을 떨어뜨린다. 그리고 변성된 지방 및 화학 방부제가 포함된 지방은 그 비율만큼 EFA(필수지방산) 효과를 감소시킨다. 그로 인해 혈액순환 장애가 발생하여 췌장 기능이 떨어진다.

KBS에서 트랜스지방, 고지방 생선 재료, 그리고 저지방식으로 나누어 혈관 경직도를 실험했다. 그 결과 저지방식을 한 경우 식후 경직도가 바로 낮아졌지만, 고지방식과 트랜스지방식을 한 경우에는 시간이 경과함에도 불구하고 오히려 혈관 경직도가 증가했다.

그런데 고지방식을 한 그룹은 혈관 경직도가 두 시간 이후부터 감소했지만, 트랜스지방식을 한 그룹은 계속 증가하는 것으로 나타났다. 혈관 경직도가 높으면 혈액순환 장애로 췌장 기능이 저하된

다. 따라서 트랜스지방은 췌장 기능 저하의 원인 요소로 작용한다
는 사실을 알 수 있다.

■ 과도한 음주

우리 몸은 알코올 성분이 들어오면 이를 분해하기 위해 많은 양
의 산소를 소모한다. 이때 발생하는 활성산소로 인해 췌장 기능이
저하된다.

질병관리본부 생명의과학센터 김원호 박사는 "음주할 경우 혈당
분해 능력이 현저히 낮아진다."는 사실을 밝혔다. 쥐 실험 결과, 알
코올 섭취 시 분비되는 인슐린의 양이 정상 쥐보다 크게 낮았을 뿐
만 아니라 혈당 분해 능력도 현저히 떨어졌다.

알코올뿐만 아니라 함께 먹는 안주 역시 대부분 고열량 음식이므
로 혈당을 높인다. 예를 들어 소주 1병에 삼겹살 1인분, 밥 한 공기,
반찬 등을 먹으면 많은 양의 열량을 섭취하게 된다. 그리고 과음 후
곧바로 잠들면 섭취한 열량을 충분히 소비하지 못하여 혈당이 급상
승하며 이러한 현상이 만성화되면 췌장 기능이 저하된다.

■ 식품 첨가제

식품 첨가제는 식품의 부패를 방지하고 원하는 맛을 내기 위해 첨
가되는 방부제로 주로 아질산나트륨, L-글루탐산나트륨, 안식향산

나트륨 등이 있다. 식품첨가제가 들어있는 식품을 섭취하면 소화 장애가 발생하므로 혈액을 탁하게 만들고 활성산소를 발생시켜 췌장 기능을 떨어뜨린다.

일본 후생성의 발표에 따르면 성인이 하루에 섭취하는 식품첨가제의 양은 하루 21g, 1년이면 7kg 이상인 것으로 밝혀졌다. 식약청의 분석에 의하면 핫바, 직화구이 햄, 비엔나소시지 등 조사 대상 전 제품에서 아질산나트륨을 사용하고 있는 것으로 드러났는데, 자양 강장제에도 대부분 이러한 첨가제가 들어간다고 알려졌다.

◼ 태운 음식

고기를 구울 때 벤조피렌 등 20여 종의 발암물질인 PAH(다환식 방향족탄화수소)가 발생한다. 불판에 구우면 PAH가 2배 증가하는 데 반해 숯불에 구울 경우 140배나 증가한다. PAH는 기름이 숯에 떨어질 때 발생하는 1급 발암물질로 알려졌으며, 각종 유해가스와 함께 고기에 붙어 인체에 흡수된다. 음식이 탈 때 발생하는 유해가스는 혈액을 오염시킬 뿐만 아니라 혈류를 방해하여 췌장 기능을 떨어뜨린다.

◼ 당 지수가 높은 식품

식품 중에는 혈당을 높이는 식품과 높이지 않는 식품이 있다. 지속해서 당 지수가 높은 식품을 섭취하면 혈당이 높아짐은 물론 고혈당으로 인해 혈류가 나빠져 췌장 기능이 떨어질 수 있다.

당 지수가 높은 식품에는 수박·바나나·파인애플·포도·흰쌀밥·흰빵·감자·당근·호박·옥수수가 있고, 당 지수가 낮은 식품으로는 현미밥·통밀빵·양배추·브로콜리·버섯·사과·배·귤·키위 등이 있다.

■ 과식

섭취한 음식은 포도당으로 분해된 후 대사 과정을 통해 에너지로 사용된다. 과식하면 고혈당뿐만 아니라 대사 과정에서 많은 양의 활성산소가 발생하므로 췌장 기능이 떨어진다.

KBS가 『열량 섭취와 활성산소와의 관계』를 알아보기 위해 부산대 정희영 교수팀에 의뢰하여 4주 동안 쥐 실험을 했다. 한쪽 쥐는 자유식을, 다른 쪽은 섭취 열량을 평소보다 40% 적게 먹였다.

그 결과 과식을 한 쥐는 활성산소가 20% 정도 높게 나타났다. 과식하면 산소 부족에 따른 불완전 연소가 발생하기 때문이다. 식사 후에 졸음이 오는 것도 소화를 위해 위장에서 산소를 많이 소모하므로 결국 뇌세포에 산소가 부족해져 나타나는 증상이다.

혹자는 산소 공급량이 많으면 여분의 산소가 활성산소로 된다고 말하는데 그러한 주장은 사실이 아니다. 활성산소는 산소 부족에 따른 불완전 에너지 대사로 인해 발생하는 것이지, 산소가 많아서 발생하는 것이 아니다.

▣ 균형 잃은 식사

우리가 섭취하는 식품은 주로 탄수화물·단백질·지방으로 구성된 산성 식품이다. 산성식품은 우리 몸을 산화하여 혈류 장애의 2차 원인으로 작용한다. 따라서 미네랄이나 비타민과 같은 알칼리성 영양소가 들어 있는 채소를 균형 있게 섭취하지 않으면 혈관과 지방세포가 산화되어 혈류를 방해하므로 결국 췌장 기능이 저하된다.

이상은 혈당을 높이고 인슐린 저항성을 높일 뿐만 아니라 동시에 췌장 기능을 떨어뜨리는 식습관이다.

| 췌장 기능을 약화하는 생활 습관 |

◼ 운동 부족

앞에서 언급한 바와 같이 운동 부족은 혈당을 높일 뿐만 아니라 동시에 췌장 기능을 떨어뜨린다.

운동을 시작하면 체내 혈당을 먼저 사용하고, 운동 시간이 20분 이상 지나면 복부 지방을 연소하여 에너지로 사용한다. 이때에도 기초 대사에 필요한 혈당을 유지한다.

운동을 하지 않으면 혈당이 충분히 소비되지 않으므로 세포는 당을 더 흡수하지 않는다. 이것은 마치 식후에 바로 잠을 자면 소화가 되지 않아 다음 식사 시간이 되어도 식욕이 생기지 않는 것과 같은 이치다. 운동 부족으로 당을 소비하지 못해 높아진 혈당이 췌장 혈관을 막거나 혈액이 탁해져도 혈류 장애로 췌장 기능이 저하된다.

■ 과도한 운동

과도한 운동은 젖산과 활성산소를 유발한다. 젖산은 노폐물로써 혈액을 탁하게 만들고, 활성산소는 지방세포를 산화시켜 혈액의 점도를 높인다. 혈액의 점도가 높아지면 혈류장애로 췌장 세포에 산소와 영양이 충분히 공급되지 못하여 췌장 기능이 떨어진다.

■ 흡연

싱가포르 대학의 Stephen D. Wise 교수의 연구 결과, 인슐린이 작용하는 평균 발현 시간은 비흡연 군에서는 25분, 흡연군에서는 40분이 소요된다고 밝혔다.

이 실험에서는 흡연이 인슐린 작용을 방해하는 이유를 밝히지 않았으나, 흡연하면 인슐린 작용을 방해하는 이유를 필자의 논리로 밝혀 보겠다.

흡연이 인슐린 작용을 방해하는 이유는 무엇일까?

담배 연기에는 최고 45,000ppm(담배 연기 중 4~5%)의 일산화탄소가 들어있다. 흡연으로 인해 일산화탄소에 노출되면 인체는 충분한 산소를 공급받을 수 없게 된다. 헤모글로빈이 일산화탄소와 급속하게 결합하므로 산소를 운반할 수 없게 된다. 흡연 시 혈중 산소포화도가 15%가량 낮아지는 이유도 그 때문이다.

그뿐만 아니라 담배에는 4,000여 종의 유해 물질이 들어 있는데 이와 같은 유해 물질이 체내에 들어오면 많은 활성산소가 발생하여 췌장 기능이 저하된다.

일본 국립 공중위생원에서 토끼에게 담배 연기를 맡게 하고 혈관의 변화를 관찰했다. 그 결과 10초도 안 되어 혈관이 거의 보이지 않을 정도로 급격히 수축하였다.

또 KBS가 고대병원 심완주 교수에게 의뢰한 분

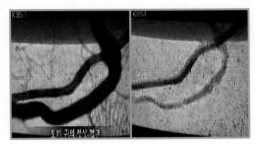

정상혈관 VS 흡연 후 혈관(KBS)

석에서, "흡연 직후에 관상동맥 저항 지수가 매우 증가하며, 혈류량이 급격하게 떨어졌다."고 밝혔다. 40대 흡연자를 대상으로 실험한 결과, 흡연 직전에는 정상이었던 혈관 경직도가 흡연 5분 만에 1,240에서 1,280으로 크게 높아졌고, 그러한 상태는 무려 45분이나 지속하였다. 혈관 경직도가 높아지면 혈류 저항이 발생하므로 산소가 부족해져 췌장 기능이 떨어진다.

2003년 KBS가 허갑범 교수와 함께 직장인을 대상으로 조사한 결과, 당뇨 환자 중 음주나 흡연자가 88%였으며, 흡연자가 비흡연자보다 당뇨병에 40% 더 많이 걸리는 것으로 나타났다.

그 이유는 흡연으로 인해 혈류장애가 발생하여 췌장 기능이 떨어지기 때문이다.

▣ 과로

과로나 심한 운동으로 산소를 과다하게 사용하면 인체는 산소부족 현상이 나타난다. 산소가 부족하면 세포는 필요한 에너지를 얻기 위해 당 상태에서 바로 대사를 하므로 에너지 효율이 떨어지고 많은 젖산이 발생한다.

젖산은 혈액을 탁하게 만들고 모세혈관을 막는다. 과로 후 몸이 여기저기 매를 맞은 것처럼 아픈 이유도 바로 젖산에 의해 혈관이 막혀 산소 공급이 안 되기 때문이다.

산소 공급량이 만성적으로 줄어들면 혈액이 딱딱하게 굳는 혈전이 발생하며, 췌장에 혈전이 쌓이면 혈류저항으로 인해 췌장 기능이 떨어진다. 또한, 과로했을 때 발생하는 활성산소가 혈류장애를 일으켜 췌장 기능이 저하된다.

| 췌장 기능을 약화하는 환경적 요인 |

■ 췌장 기능을 떨어뜨리는 요인에는 앞에서 언급한 요인 외에도 환경적인 요인이 있다. 환경적인 요인에는 어떤 것들이 있는지 알아보자.

　◪ 저산소 외부 환경

　대기 중의 산소는 약 21% 내외다. 하지만 서울 시내 지하철 공간처럼 공기가 탁한 곳의 산소 농도는 약 19.5% 내외로 대기의 산소 농도보다 크게 낮다.

　외부로부터 산소 공급량이 감소하면 혈중 산소포화도가 떨어지고 혈구가 서로 엉겨 붙어 혈전이 발생한다. 혈전이 췌장 혈관을 막으면 췌장 기능이 저하된다.

　대사 과정에서 반드시 산소가 필요하다. 만약 산소 부족으로 대사효율이 떨어지면 당을 충분히 소비하지 못하므로 혈당이 높아지고, 고혈당에 의해 혈관이 막혀서 결국 췌장 기능이 저하된다.

▣ 저산소 실내 환경

밀폐된 방 안에서 생활할 경우 이산화탄소가 시간당 10배 이상 증가하고, 산소 농도는 0.1% 정도 감소한다. KBS 환경스페셜 팀의 실험에 의하면, 실내 산소 농도가 20.4%인 상태에서 방문을 닫은 상태로 3시간이 지난 후에는 산소 농도가 20%였고, 7시간 경과 후에는 19.6%로 떨어졌다.

차량 운행 시에도 환기하지 않으면 차 내부의 공기 오염은 심각한 수준으로 낮아진다. KBS가 실험한바 밀폐된 차 안에 5명을 태운 뒤 시동을 켜고 30분이 지나자, 차 안의 산소 농도가 20.4%에서 18.5%로 크게 낮아졌다. 45분이 지나자, 실험 참가자들은 호흡이 곤란해져 더는 실험을 진행할 수 없었다.

환기하지 않은 채 장시간 운전하다가 밀폐된 차 안에서 잠을 자는 것은 매우 위험한 행위다. 창문을 닫은 채 차량 내 히터나 에어컨을 켜고 잠을 자다가 사망하는 것도 바로 산소결핍이 원인이다.

또한, 화학섬유로 만든 옷에서 나오는 미세먼지, 폼알데하이드와 같은 환경오염 물질에 노출되거나 가스레인지를 사용하면 일산화탄소가 발생하여 실내 산소농도가 크게 떨어진다. 특히 밀폐된 공간은 각종 전열기구나 가스레인지 사용에 따른 연소 물질(일산화탄소, 이산화탄소)로 인해 실내 공기가 오염되기 쉽다.

그리고 잠을 잘 때 창문을 닫고 자면 실내 산소농도가 떨어져 산소결핍으로 인해 혈구가 서로 들러붙어 혈액순환 장애가 발생하여 각 장기에 산소와 영양 공급량이 줄어든다. 이처럼 췌장 세포에 산소와 영양 공급을 방해하는 환경은 췌장 기능을 떨어뜨린다.

■ 대기오염에의 노출

자동차 매연, 빌딩 난방, 가정 난방, 화력발전소, 폐기물 소각 등으로 인한 오염 물질은 대기를 탁하게 한다. 오염된 대기에 인체가 노출되면 몸에서 활성산소가 발생한다. 활성산소는 지방세포를 산화하고 그 결과 혈류 장애를 초래한다. 이러한 상태가 만성화되면 혈전이 생기고 혈전에 의해 혈관이 막히면 췌장 기능이 저하된다.

■ 자외선에의 노출

피부가 자외선에 장시간 노출되면 단백질이 파괴될 뿐만 아니라 많은 활성산소가 발생하여 혈류장애로 췌장 기능이 떨어진다. 그에 더하여 자외선에 의해 파괴된 단백질은 혈액을 탁하게 만들어 췌장 기능을 떨어뜨린다.

■ 중금속에의 노출

모발검사를 통해 체내에 납, 수은, 카드뮴 등 다양한 종류의 중금속이 축적된 것을 알 수 있다. 중금속은 일단 몸속에 들어오면 쉽게 배출되지 않으며 활성산소를 발생시켜 췌장 기능을 떨어뜨린다.

일상생활에서 중금속에 노출되는 경우를 알아보자.

첫 번째는 아말감이다. 수은과 주석의 합금인 아말감은 어린이 충치 치료에 사용된다. 최근에는 아말감 사용을 줄이고 있지만, 우리나라 전체 충치 환자의 약 30%가 아말감으로 치료받고 있다.

아말감을 특수 필터로 촬영해 보면 수은 증기가 뿜어져 나오는데 수은 성분은 증발성이 매우 강해서 의료진들도 중무장하고 진료한다.

두 번째는, 코팅 프라이팬이다. 프라이팬의 코팅 성분인 테플론(PFOA)은 중금속의 일종이며 음식물이 들러붙지 않게 하려고 코팅 처리한 것이다. 하지만 조리 과정에서 식재료에 묻은 테플론 성분은 체내로 흡수되어 체내 활성산소를 발생시킨다.

세 번째는, 일상생활에서 노출되는 중금속이다. SBS가 전문기관에 의뢰하여 조사한바 화장실의 세면대·변기·욕실 바닥재 등에서 납 성분이 10,000ppm 검출되었다. PVC 재질인 실크 벽지에서도 프탈레이트 성분은 물론 납 성분이 9,000ppm 검출되었다.

심지어 그릇에서 납이 4,000ppm, 카드뮴은 300ppm, 비소는 3,220ppm 검출되었으며, 음식이나 각종 조리 기구에서도 다량의 중금속이 검출되었다.

이러한 중금속에 노출되면 활성산소가 발생하여 췌장 기능이 저하된다.

■ 과다한 트랜스지방 섭취

트랜스지방은 HDL 비율을 감소시키고, LDL 비율을 증가시켜 혈류를 방해한다. 그뿐만 아니라 트랜스지방은 혈관을 경직시키고, 세포막을 포화상태로 만들어 당 흡수를 방해하므로 인슐린 저항성을 높이고 췌장 기능을 떨어뜨린다.

트랜스지방은 전자레인지 팝콘, 냉동 피자, 닭튀김, 감자튀김, 과자 등 패스트푸드에 많이 사용된다. 100g당 트랜스지방 함량은 햄버거 5.86g, 과자 14.49g, 감자튀김 12.02g, 페이스트리 25.66g, 냉동 피자 43.83g, 전자레인지용 팝콘 54.64g이다.

■ 환경호르몬에의 노출

환경호르몬은 스톡홀름 협약에 의해 사용이 금지된 물질로 물에 잘 녹지 않고 지방 조직에 축적되는 성질이 있다. 특히 폐비닐이나 폐 플라스틱을 소각할 때 인체에 치명적인 다이옥신이 많이 발생하는데, 생태계 먹이사슬의 상위로 갈수록 고농도로 축적된다.

US NATIONAL LIBRARY OF MEDICINE에서 1985년부터 진행한 연구에서 "환경호르몬은 당뇨와 관계있다."고 밝혔다. 또 SBS가 전문기관에 의뢰하여 열량 섭취량을 같게 조절한 쥐 실험에서 POPs(잔류성 유기오염물질)에 오염된 생선 기름을 먹인 대조군에서는 많은 복부지방과 고지혈증이 발생하였고 인슐린 저항성이 더 높게 나타났다.

이 실험을 통해 환경호르몬에 노출되면 췌장 기능이 떨어진다는 사실을 알 수 있다. 그 이유는 복부지방과 고지혈 등으로 인하여 혈류 장애가 발생하기 때문이다.

일반 가정의 환경호르몬 오염은 매우 심각한 수준이다. 서울시에 거주하는 한 가정의 실내 환경호르몬과 중금속 오염도를 조사한 결과, 플라스틱 용기와 소파 등에서 크롬이 30,000ppm 발견되었다. 그리고 PVC 제품인 전기매트는 프탈레이트 성분에 오염되었고, 가정용 가구에서도 DEHP(유연성, 내연성, 광택성 향상을 위해 첨가한 가소제)가 검출되었다. 총 770,003ppm의 DEHP가 검출되었는데, 특히 어린이는 성인보다 1.5배 더 많이 오염된 것으로 밝혀졌다.

또 영국 페닌슐라 의대 데이비드 멜처 박사팀은 "성인 1,455명을 대상으로 진행한 소변 검사에서 비스페놀A 수치가 높은 사람은 당뇨병 및 심장병을 앓는 비율이 2배 더 높다."는 결과를 『미국의학협회저널(JAMA)』에 발표했다.

그리고 영국 페닌슬라 의대 갤러웨이 박사는 "젖병, 플라스틱 용기 등에서 발생하는 비스페놀A가 체내에 쌓이면 인슐린 저항성을 높이며 당뇨에 2배 더 걸린다."는 사실 등 수많은 연구를 통해 환경호르몬이 췌장 기능을 떨어뜨리는 요인임을 밝혔다.

일상생활에서 사용하는 플라스틱 용기, 섬유 유연제에는 비스페놀A, 폼알데하이드 등 다양한 종류의 환경호르몬이 들어있다. 주방용 플라스틱 용기를 가열하거나 플라스틱 주걱을 보온밥통에 넣어 두면 당뇨병에 노출될 수 있다.

특히 각종 전자 제품에 사용되는 난연재(PBDEs)에서 다량의 환경호르몬이 발생하는데, 환경호르몬은 먼지에 섞여서 호흡기를 통해 체내로 들어온다.

■ 농약에의 오염

농약은 해충과 세균을 죽일 만큼 독성이 강하다. 과실수에 병이 생기면 나무에 직접 농약을 주입하거나 제초제를 뿌리기도 한다. 이러한 농약 성분이 체내에 들어오면 활성산소가 발생하여 췌장 기능이 떨어진다.

따라서 일반적으로 섭취하는 과일과 채소에 미량이나마 남아있는 농약 성분이 식재료를 통해 인체로 흡수될 수 있다. 과일의 잔류농약은 1~2%의 소금물에 10분 내외 담가두었다가 흐르는 물에 씻으면 충분히 제거할 수 있다.

기타 가정이나 일상생활에서의 다양한 소금 활용법은 '**소금 오해를 풀면 건강이 보인다**' 책을 참고하기 바란다.

| 췌장 기능을 약화하는 정신적 요소 |

■ 미움 · 원망 · 두려움 · 스트레스와 같은 정신적인 요소는 췌장 기능을 떨어뜨리는 중요한 요인이다. 정신적인 요소가 어떤 메커니즘으로 당뇨를 유발하는지 이해할 필요가 있다.

▣ 스트레스

스트레스를 일으키는 요인은 우울감 · 슬픔 · 인간관계에서의 갈등 · 소음 · 두려움 · 분노 · 미움 · 원망 · 증오심 · 공포 등 종류가 무수히 많다. 스트레스 받으면 많은 양의 에너지가 소모되는데 그 과정에서 산소 소비량이 증가하므로 그만큼 체내 산소부족 현상이 나타난다. 스트레스로 인해 산소가 부족하면 많은 활성산소가 발생하여 췌장 기능이 저하된다.

서울대 암 연구소에서 여러 칸으로 이루어진 실험용 상자에 쥐를 가두고 16시간 동안 2분 간격으로 10초씩 50V의 전기 충격을 주었다. 그 결과, 시간이 지날수록 전기 충격을 직접 받은 쥐보다 이를 지켜본 쥐의 스트레스 호르몬이 더 높아졌다고 밝혔다. 육체적인 스트레스보다 정신적인 스트레스가 인체에 미치는 영향이 더욱 크다는 사실을 밝힌 실험이다.

▣ 분노

나쁜 상황을 머릿속에 떠올리기만 해도 혈압이 급격하게 상승한다. 혈압이 높아졌다는 것은 그만큼 몸에서 산소가 많이 필요한 상황이 되었음을 의미한다. 분노로 인해 산소를 많이 소모하는 과정에서 활성산소가 발생하여 췌장 기능이 떨어진다.

▣ 화병

KBS가 피실험자에게 나쁜 상황을 떠올리게 하여 화를 유발한 후 몸의 변화를 관찰한 결과, 시간이 지나면서 근육의 긴장도가 높아지고 혈압이 30mmHg 가까이 높아졌다. 혈압이 높아졌다는 것은 혈류장애가 발생하였음을 의미하며 혈류장애는 췌장 기능을 떨어뜨리는 주요 요인이다.

한편 "화를 참는 것보다 화내는 것이 건강에 미치는 악영향이 더 크다."는 사실도 밝혀졌다.

미국 미시간 대학의 수저 네버스 박사팀이 6,000여 명의 성인을 대상으로 4년간 추적 조사한 결과, "화를 잘 내는 사람은 뇌졸중 발병이 2배 더 높다."고 밝혔다. 이 실험에서는 화병이 뇌졸중을 유발한다는 사실만 밝혔지만, 뇌졸중이 발생한 것은 혈류 장애로 뇌세포에 산소가 부족해졌기 때문이다. 혈류 장애가 발생하면 췌장에도 산소와 영양이 공급되지 않아 췌장 기능이 저하된다는 것이 필자의 견해다.

그리고 미국 바우만베이 의대 제이 카플란 박사는 원숭이를 네 마리씩 한 공간에 넣고 1개월마다 한 마리씩 바꾸었다. 원숭이는 새로운 원숭이가 들어오면 그때마다 싸워서 우두머리를 결정하는 습성이 있다. 22개월 후 원숭이의 건강 상태를 조사한 결과, 피지배계급보다 지배계급의 동맥경화 진행이 2배나 높았고, 혈관의 염증도 많이 증가했다. 이 실험에서 화병과 당뇨병과의 관계를 언급하지는 않았다. 그러나 동맥경화와 혈관의 염증이 증가하면 췌장으로 가는 혈류가 나빠져 췌장 기능이 떨어진다. 즉, 화를 참는 것보다 화를 내는 것이 당뇨병에 훨씬 더 해롭다는 해석이 가능하다.

화병으로 인한 동맥경화와 염증은 췌장 세포에 산소와 영양을 충분히 공급되지 못하게 하여 췌장 기능이 떨어지게 만든다.

미국 정신의학계는 "적대감이 흡연, 음주, 고열량 섭취, 콜레스테롤보다 심혈관 질환에 더욱 치명적"이라는 사실을 밝혔다. 적대감으로 인해 활성산소가 발생하면 혈류장애로 췌장 기능이 저하되기 때문이라는 것이 필자의 견해다.

◼ 우울증

미국 노스웨스턴 의대는 "우울 증세가 심해질수록 당뇨에 걸릴 확률이 크게 높아진다."고 밝혔다. 이 연구진은 1989년부터 10년간 당뇨에 걸리지 않은 65세 이상의 노인 4,700명을 대상으로 우울증과 당뇨의 관계를 조사했다. 노인들의 기분, 짜증, 열량 섭취량, 집중력, 수면 정도를 측정하고, 이들의 우울 증세를 0에서 30까지 점수를 구분하였다. 우울증 점수 8이상인 사람이 10년 동안 당뇨에 걸리는 확률은 8이하인 사람보다 크게 높은 것으로 조사됐다.

그렇다면 우울증이 당뇨를 일으키는 기전은 무엇일까?

우울증은 많은 활성산소를 발생시키므로 혈류 장애가 발생한다. 우울증 환자는 특별한 이유 없이 온몸이 아프다고 한다. 통증은 혈류가 나빠져 산소가 공급되지 않았기 때문이다. 우울증으로 인해 혈류 장애가 발생하면 산소와 영양공급이 원활하지 못해 당뇨병에 노출된다는 것이 필자의 견해다.

우울증을 일으키는 요소들은 매우 다양하다. 몸이 아프거나 외모의 변화, 실연, 경제적인 어려움, 친구와의 관계가 소원해지거나, 가족을 잃는 등 여러 가지 유형의 슬픈 일로 인해 우울증이 생길 수 있다.

통증을 해소하기 위해 스테로이드제를 복용하면 활성산소가 발생하여 혈류장애가 가중되므로 췌장 기능이 더욱 저하된다. 따라서 진통제를 장기간 복용하면 안 된다.

■ 두려움과 공포

두려움과 공포감을 갖게 되면 뇌에서 에너지를 많이 소모한다. 그로 인해 산소부족으로 활성산소가 발생한다. 활성산소는 혈관과 지방세포를 산화시켜 혈류저항을 촉진한다. 그 결과 췌장에 산소와 영양이 충분히 공급되지 못해 췌장 기능이 저하된다.

제6부
고혈당 예방과 치유

췌장 기능이 정상이고 혈당만 높은 경우는
원인과 무관한 당뇨약을 처방해서는 안 된다.
이 경우 혈당이 높아진 원인
즉, 식습관을 바꾸고 운동 부족을 해소하면
고혈당은 대부분 자연 치유된다.

| 식단 관리를 통한 혈당 개선 |

■ 소식小食

혈당이 높아지는 이유는 섭취한 열량을 충분히 사용하지 못했기 때문이며 그 근본 이유는 과식에 있다. 따라서 소식하면 혈당이 높아지는 것을 막을 수 있다.

소식하면 혈당이 낮아지는 이유를 구체적으로 알아보자.

첫째, 운동량이 부족해도 섭취한 당을 충분히 흡수할 수 있다.

소식하면 당을 만드는 원재료가 많지 않으므로 식후 혈당은 물론 공복 상태에서의 혈당도 높아지지 않는다. 또한, 장기적으로 소식 생활을 하면 체내 중성지방과 내장지방이 감소하므로 인슐린 저항성을 낮출 수 있다.

두 번째, 활성산소의 발생을 억제한다.

열량을 소모하려면 반드시 산소가 필요하다. 산소 1ℓ로는 탄수화물 5.1 kcal, 지방 4.6 kcal를 연소시킬 수 있다.

인체가 호흡으로 받아들일 수 있는 산소의 양은 제한되어 있다. 그런데 대사 과정에서 많은 양의 산소를 사용하면 체내 산소부족으로 인해 활성산소가 많이 발생한다. 따라서 소식을 하면 산소 소비량이 감소하므로 체내 활성산소 발생량을 줄일 수 있다. 이러한 필자의 주장을 뒷받침하는 실험 결과가 있다.

KBS가 부산대 정희영 교수팀에 의뢰하여 '열량 섭취와 활성산소와의 관계'를 알아보기 위해 쥐를 대상으로 실험했다. 한쪽 그룹은 자유식을 하였고, 다른 그룹에는 상대적으로 열량을 40% 적게 공급하였다. 그 결과, 자유식을 한 그룹보다 소식 그룹에서 활성산소가 20% 적게 발생하였다.

이 실험에서 알 수 있듯이 소식을 하면 활성산소 발생량을 줄일 수 있으므로 혈류 개선에 따른 인슐린 저항성과 혈당을 낮출 수 있다.

세계적인 장수지역으로 알려진 일본 오키나와현의 100세 이상 노인들은 소식小食하는 것으로 유명하다. 그들의 체내 과산화지질은

1.67로, 70대 노인의 3.40보다 절반 수준으로 매우 낮았다.

과산화지질은 활성산소에 의해 지방세포가 산화된 것을 말하는데, 과산화지질이 적다는 것은 활성산소가 적게 발생했음을 의미하는 것이다. 즉, 소식으로 활성산소 발생량이 감소하면 혈류가 원활해져 췌장 기능이 개선된다.

▣ 저칼로리 식단

1g당 탄수화물과 단백질은 각각 4kcal, 지방은 9kcal의 열량을 발생한다. 고열량 식품인 지방을 섭취하면 오랫동안 속이 든든한 것도 섭취한 열량을 소비하는 시간이 오래 걸리기 때문이다. 따라서 지방 섭취를 줄이면 열량을 빨리 소비할 수 있으므로 혈당이 높아지는 것을 막을 수 있다.

탄수화물이나 지방, 단백질 위주의 식단보다 반찬을 많이 먹고 국물을 충분히 먹는 것이 저열량 및 소식에 도움이 된다. 국물을 함께 먹으면 위액이 희석되어 소화력이 떨어진다고 주장하는 사람도 있지만, 물은 곧바로 몸으로 흡수되므로 소화에는 큰 영향을 주지 않는다. 국물을 섭취하면 도리어 포만감이 커지므로 소식을 하는 데 도움이 된다

■ 규칙적이고 느린 식사

음식을 급하게 먹으면 포만감을 느끼지 못해 과식하게 되므로 혈당이 높아진다. 따라서 고혈당 예방을 위해서는 꼭꼭 씹어서 천천히 먹는 것이 바람직하다.

규칙적인 식사로 적정량을 섭취하면 폭식하지 않게 되어 혈당을 낮추는 데 도움이 된다.

| 운동을 통한 혈당 개선 |

■ 앞에서 소식小食하면 혈당이 높아지는 것을 막을 수 있다는 사실을 밝혔다. 혈당을 낮추는 또 하나의 방법은 섭취한 영양소를 운동으로 충분히 소비하는 것이다. 운동을 통해 당을 소모하면 혈당을 낮출 뿐만 아니라 췌장 기능이 근본적으로 회복된다.

운동으로 혈당이 개선되는 구체적인 기전은,

첫 번째, 운동량에 비례하여 당을 소비한다.

인체는 운동을 통해 에너지원인 당을 소비한다. 당은 ATP로 바뀐 후 미토콘드리아에 저장되어 있다가 필요할 때 에너지원으로 사용된다. 운동으로 ATP를 소비하면 세포는 다시 ATP를 만들기 위해 혈당을 흡수하므로 혈당이 낮아진다.

유산소 운동의 혈당 저하 효과에 대한 KBS 실험 결과, 러닝머신에서 시속 6km로 걸으면 단 30분 만에 혈당이 154에서 114로 떨어졌다. 그리고 당뇨 고위험군을 대상으로 12주간 운동 처방을 하고 측정한 결과, 근육 내 지방은 3.1%에서 2.8%로 10% 감소했고, 포도당을 근육으로 이동시키는 당 수송 단백질은 107.7에서 177.9로 66% 증가했다. 운동을 통해 이차적 에너지원인 지방이 감소하여 혈당이 낮아진 것이다.

두 번째, 근육량이 증가하여 당 소비가 촉진된다.

근육이 많으면 같은 양의 운동을 하더라도 소비 열량이 증가하므로 혈당 저하 효과가 나타난다. 마치 같은 거리를 이동할 경우 배기량 높은 차가 경차보다 에너지 소비량이 많은 것과 같은 이치다.

또한, 근육에도 일정량의 포도당이 저장되므로 근육량이 증가하면 그만큼 혈당을 낮추는 데 도움이 된다.

세 번째, 근육량이 증가하면 기초 대사량이 증가한다.

운동으로 근육량이 증가하면 체온 유지, 심장박동, 호흡 등 기초 대사량이 증가한다. 그러므로 근육량이 많으면 운동하지 않는 동안에도 기초대사만으로도 혈당을 소비하여 고혈당을 예방할 수 있다.

네 번째, 혈류가 좋아져 인슐린 저항성이 개선된다.

운동을 통해 산소를 많이 사용하는 생활을 하면 인체는 많은 양의 산소를 공급하기 위해 혈관이 굵어진다. 혈관이 굵어지면 인슐린이 원활하게 이동할 수 있으므로 인슐린 저항성이 개선되어 혈당이 낮아진다.

다섯 번째, 저밀도 콜레스테롤이 낮아진다.

운동하는 동안 세포는 ATP를 소비하고 그에 비례하여 당을 흡수한다. 혈당을 일정 부분 사용하면 저장해 두었던 지방을 유리지방산으로 분해하여 사용한다. 그 결과 지단백의 지방 비율이 감소하여 저밀도 콜레스테롤 비율이 낮아진다. 저밀도 콜레스테롤이 낮아지면 혈액순환이 용이해지고 인슐린 저항성이 개선되므로 혈당은 낮아진다.

여섯 번째, 땀과 함께 체내 노폐물이 배출된다.

운동을 통해 노폐물이 배출되면 혈액이 맑아지고 혈액순환이 개선된다. 혈액순환이 원활해지면 인슐린 저항성이 개선되어 혈당이 낮아진다.

❖ 생활 습관 변화를 통한 당뇨 치료 연구사례 ❖

핀란드 당뇨 협회의 티모 사리스토 박사가 성인 남녀 522명을 대상으로 1993년부터 6년 동안 연구한 결과, "간단한 생활 습관과 식생활 변화만으로도 당뇨병을 60% 예방할 수 있다."는 사실을 밝혔다. 아무것도 실천하지 않은 그룹에서는 35%가 당뇨에 걸렸지만, 체중감량 · 일주일 4시간 이상 운동 · 식이섬유 15g 이상 섭취 · 지방 섭취는 하루 열량의 30% 이내로 제한 · 동물성 지방은 30% 이내로 제한하는 등 위에 제시한 5가지 중 4가지 이상 실천한 사람은 당뇨에 전혀 걸리지 않았다.

충주시에서도 시민들을 대상으로 식이조절과 운동으로 당뇨를 관리한 결과 체중 · 허리둘레 · 중성지방 등이 감소하여 혈당 개선 효과가 크게 나타났다. 또한, 전 단계 당뇨 환자가 1형 당뇨로 진행되는 비율이 50% 이상 감소하였다.

그리고 KBS가 진행한 실험에서 폭식으로 하루 두 끼만 먹던 3명의 당뇨 환자가 섭취량을 줄이고 채식 등 열량이 낮은 음식으로 하루 세끼를 섭취한 결과 공복혈당과 식후혈당 평균이 각각 22와 26만큼 감소한 사실을 밝혔다. 열량이 낮은 식단이 혈당을 낮추는 데 큰 도움이 되는 것이다.

KBS가 중앙대 병원 영양과에 의뢰하여 '당뇨 환자 3명에게 잡곡밥과 채식, 간식 제한, 폭식 제한, 규칙적인 식사 그리고 식사 속도 조절 등을 동반한 식이요법'을 2주간 실천한 결과, 식후 혈당치는 평균 259mg/dl에서 225mg/dl로 13%, 공복혈당 평균치도 166mg/dl에서 144mg/dl로 13% 감소했다. 그리고 인슐린 저항성 또한 40.6에서 19.6으로 평균 52% 낮아졌다.

| 물 섭취를 통한 혈당 개선 |

■ 췌장 기능 개선에는 식이요법 및 운동 외에도 물이 중요한 역할을 한다. 물을 충분히 먹는 것만으로도 당뇨를 완치한 사례가 적지 않다.

물이 혈당을 낮추는 기전은 무엇일까?

첫째, 여분의 당 배출로 고혈당을 예방한다.

물을 충분히 섭취하면 신장을 통해 과도한 당이 몸 밖으로 배출될 뿐만 아니라 혈류 개선으로 인슐린 저항성을 낮출 수 있다. 당뇨 환자가 물을 많이 마시는 이유도 과도한 당을 배출시키기 위한 자구책이다.

정상인의 경우도 일시적으로 혈당이 높을 경우 소변을 통해 당을 배출하여 혈당이 높아지는 것을 막는다. 물 섭취로 고혈당이 예방되면 혈류가 원활해져 인슐린 저항성이 낮아지므로 고혈당을 예방할 수 있다.

둘째, 노폐물이 배출되어 고혈당을 예방한다.

물을 충분히 섭취하면 소변과 땀으로 노폐물이 배출되고, 혈액이 맑아지므로 혈액순환이 원활해진다. 그 결과 인슐린 저항성이 낮아져 고혈당을 예방할 수 있다.

셋째, 체지방을 배출하여 고혈당을 예방한다.

물은 체지방 감소 효능이 있다. KBS가 성인 남녀 6명을 두 그룹으로 나누어 한 그룹은 평소대로 물을 마시게 하였고, 다른 한 그룹은 1주 차에는 하루 4컵을, 2주 차에는 8컵을 마시게 한 후 체지방 변화를 관찰하였다. 그 결과, 물을 충분히 섭취한 그룹에서 체지방이 절반 가까이 감소하였다. 충분한 물 섭취를 통해 체지방이 감소하면 혈류가 원활해지고 인슐린 저항성이 낮아져 고혈당을 예방할 수 있다.

생로병사의 비밀에 출연했던 O영수(73세) 씨, 그는 당뇨로 발이 썩어들어가서 제대로 걷지도 못했다. 그러나 하루에 물을 20잔(3~4ℓ)씩 마신 지 한 달여 만에 썩어들어가던 족부가 정상으로 회복되었다고 한다.

❖ 어떤 물이 좋을까?

물에 들어있는 특정 미네랄이 건강에 좋다고 주장하는 학자들도 있지만, 그러한 주장은 논거가 불분명하다. 어떤 이는 "물에 들어 있는 마그네슘이 좋다."고 말하지만, 몽골의 경우 "물에 들어 있는 마그네슘으로 인해 고혈압과 같은 질병이 2~3배 늘었다."고 주장한다.

사실상 무기질 미네랄은 몸에서 10%도 흡수되지 않고 콜레스테롤과 뒤엉겨 결석의 원인이 된다. (미네랄에 대하여는 전 세계 식의학계가 많은 오해를 하고 있다. 이에 대한 면밀한 연구 결과를 '소금 오해를 풀면 건강이 보인다' 책에 심도 있게 정리하였다.)

암 · 당뇨 · 심장병 등 70여 명의 난치병 환자가 완치되어 기적의 샘물이라고 알려진 프랑스의 누르드 샘물에 게르마늄이 들어 있다며 한동안 생수에 게르마늄을 넣어 판매하기도 했지만, 이 또한 근거가 없다. KBS의 분석 결과 누르드 샘물은 다른 물과 차이가 거의 없고 단지 불순물이 없는 깨끗한 물이었다.

독일에서 난치병 환자 1,000여 명이 효과를 보았다는 누르데나우 샘물을 MBC가 분석한 결과(2004년) 역시 순수한 물이었다. 제주도 사람들이 주로 마시는 용천수 또한 화학약품 처리를 하지 않아 산성화되지 않은 깨끗하고 순수한 물이었다.

필자는 기적의 물에서 순수하다는 사실 외에 몇 가지 공통점을 발견하였다. 그것은 바로 '건강에 좋은 물은 pH가 높은 알칼리성이며, 용존 산소량이 많다'는 것이다. 용존 산소량은 수돗물의 경우 6ppm, 생수의 경우 8ppm 수준인 데 반해 소위 기적의 샘물에는 산소가 일반 물보다 2배(14ppm 정도) 가까이 많다. 알칼리 이온수를 마시면 혈당 개선 효과가 크게 나타나는 것으로 밝혀졌다.

MBC가 비만을 유발한 실험용 쥐를 대상으로 각각 8마리씩 두 개군으로 나누어서 두 달간 일반수와 알칼리수를 먹이고 혈액의 변화를 비교했다. 그 결과, 일반수를 마신 쥐보다 알칼리수를 마신 쥐의 콜레스테롤 수치가 절반 이하로 많이 감소했고, 혈당수치는 34%, 중성지방은 30% 감소했다. 알칼리 이온수를 통해 콜레스테롤, 중성지방, 고혈당 등의 수치가 낮아지면 혈류가 개선되어 인슐린 저항성이 낮아져 혈당을 낮출 수 있다.

| 기타 식생활 개선을 통한 혈당 개선 |

■ 혈당은 식생활 유형에 따라 큰 영향을 받는다. 어떤 식품을 어떻게 섭취하느냐에 따라 혈당이 높아질 수 있고, 반대로 낮아질 수도 있다. 고혈당을 예방하는 식단에 대하여 알아보자.

　◉ 산성과 알칼리성의 균형을 맞춰라.

　우리가 섭취하는 식품에는 탄소 · 수소 · 산소 · 질소 성분으로 구성된 탄수화물 · 단백질 · 지방 등의 산성식품과 비타민 · 칼슘 · 칼륨 · 나트륨 · 마그네슘 등 미네랄이 풍부한 과일이나 채소와 같은 알칼리성 식품이 있다.

　산성 식품은 주로 에너지원으로 사용되며 혈당을 높이고, 알칼리성 식품은 에너지 대사의 촉매 역할을 한다. 따라서 음식을 섭취할 때 알칼리성 식품을 함께 섭취하면 세포의 산성화가 억제되어 혈류가 원활해지므로 인슐린 저항성을 낮추어 고혈압을 예방할 수 있다.

■ 식이섬유를 섭취한다.

내장 기관은 소화 흡수 및 대사 과정에서 발생하는 노폐물이나 유해 가스도 함께 흡수한다. 그 결과 혈액이 탁해지고 혈류 장애로 인해 췌장 기능이 떨어질 수 있다.

식이섬유가 풍부한 식품을 섭취하면 지방이나 소화 부산물, 중금속과 환경호르몬 등을 흡착하여 체외로 배출된다. 이러한 인체 유해 물질이 줄어들면 활성산소 및 혈전이 감소하여 혈류가 개선되고 인슐린 저항성이 낮아져 고혈당을 예방할 수 있다.

식이섬유가 풍부한 현미는 당뇨에 효과가 있지만, 소화 기능이 약해진 상황이라면 영양을 흡수하지 못해 도리어 순환장애의 요인이 될 수 있다. 이러한 경우 현미를 숙성 혹은 발효하여 섭취하면 영양 흡수에 도움이 된다.

■ 소식小食 및 저칼로리 식단

앞서 언급한 바 있지만, 소식小食하면 혈당이 높아지는 것을 예방함은 물론 대사 과정에서 발생하는 활성산소를 줄일 수 있다. 활성산소가 줄어들면 인슐린 저항성을 개선하여 혈당을 낮출 수 있다.

소식을 하면 혈당 개선은 물론 수명이 연장된다. KBS가 소개한 미국 워싱턴대 노먼 월프 교수의 연구 결과에 따르면, 자유식을 한 쥐에 비해 식사량을 40% 줄인 소식 쥐의 평균 수명이 50% 더 길었다.

미국 위스콘신대의 연구 결과에서도 소식(30% 줄임)한 쥐는 77%(58/75마리), 자유식을 한 쥐는 39%(29/75마리)만이 31개월간 생존했다. 소식을 하면 활성산소의 발생량이 감소하므로 세포에 충분한 산소를 공급할 수 있기 때문이다.

◙ 포화지방을 일정 부분 제거하고 섭취한다.

육류에 다량 들어있는 포화지방은 열량이 높고, 저밀도 콜레스테롤의 원인이 되므로 혈류 장애를 일으켜 인슐린 저항성을 높인다. 포화지방을 제거하고 양질의 단백질 위주로 섭취하는 것이 바람직하다.

육류 섭취 시 굽는 것보다 삶은 것이 좋다. 삶을 때 소금을 넣고 10여 분 끓이면 포화지방을 제거할 수 있다. 포화지방 섭취를 줄이면 혈액순환이 좋아져 인슐린 저항성을 낮출 수 있으므로 혈당이 높아지는 것을 막을 수 있다.

◙ 포화지방이 낮은 육류를 섭취한다.

포화지방 함유량은 육류별로 다르다. 포화지방은 쇠고기에 가장 많고, 돼지고기, 닭고기 등에도 많다. 포화지방이 적은 대표 육류로는 오리고기를 들 수 있다. 오리고기는 포화지방의 비율이 불과

15%다. 이는 쇠고기, 돼지고기, 닭고기보다 현저히 낮은 비율이지만, 오리고기는 그 자체의 총지방량이 많으므로 포화지방의 절대량이 적지 않다는 사실을 고려해야 한다.

육 류 종 류	오리고기	돼지고기	닭고기	쇠고기
불포화지방 함량(%)	85.7	62	56	41

[육류별 불포화지방 비율(한국영양학회)]

◉ 포화지방과 지방분해 식품을 함께 섭취한다.

포화지방 섭취를 줄이면 혈액의 점도가 낮아지므로 혈류가 개선되어 췌장 기능이 좋아진다. 또한, 포화지방 섭취를 줄이면 포화지방에 들어 있는 환경호르몬으로 인한 피해를 막을 수 있다.

하지만 포화지방은 세포 증식에 필요한 영양소이므로 일정량만큼은 섭취해 주어야 한다. 따라서 포화지방을 섭취할 때 지방분해 효소가 많은 식품과 함께 섭취하면 혈액의 점도가 개선되고 인슐린 저항성이 낮아져 고혈당을 예방할 수 있다.

지방분해 효소가 들어있는 식품에는 양파 · 마늘 · 파 · 과일 · 버섯 · 해조류 · 옻나무 · 된장 · 우엉 · 김치 · 새우젓 등이 있다.

■ 불포화지방을 섭취한다.

포화지방은 혈류를 방해하여 당뇨를 유발하지만, 반대로 불포화지방(필수지방산 : EFA)은 혈관의 유동성을 높여 혈류를 개선하므로 췌장 기능을 활성화한다. 따라서 당뇨 환자는 들기름이나 아마씨유 · 등푸른생선 · 미꾸라지 등 불포화지방산이 많은 식품을 섭취하면 혈류가 개선되어 인슐린 저항성을 낮출 수 있다. 마른 당뇨인 경우는 탄수화물 식품보다 육류(단백질), 생선, 우유 등 단백질 식품 위주로 섭취하여 체중은 늘리면서 혈당을 낮추고, 반대로 비만인 당뇨 환자는 채식을 통해 체중을 줄이는 것이 바람직하다.

1950년대 미국의 저명한 의학자인 안셀키즈 박사는 미국, 핀란드, 그리스, 이탈리아 등 7개국의 40~50대 남성 1만여 명의 심장병 사망률을 추적 조사했다. 그 결과, 그리스 크레타 섬 주민의 심장병 사망률이 가장 낮았는데, '그들은 주로 등푸른생선(고등어, 꽁치, 참치), 홍합 등 오메가3 함량이 높은 식품을 많이 섭취한다.'는 사실을 밝혔다.

또 미국 보스턴 암연구소와 그리스 아테네 연구소에서도 '오메가3 지방산이 당뇨 예방에 매우 효과 있다.'고 밝혔다. 오메가3 지방산을 섭취하면 혈류가 원활해지므로 인슐린 저항성이 낮아져 고혈당을 예방할 수 있다.

100g당 오메가3 지방산 함량은 참치 등살 0.24g, 생태 0.5g, 갈치 0.79g, 광어 1.02g, 연어 2.18g, 고등어 5.2g, 참치 뱃살 5.8g, 꽁치 7.53g 들어있다. 등푸른생선 외에도 새우, 게, 대합조개, 굴, 해바라기씨, 아마씨, 호박씨, 들기름, 유기농 달걀 및 각종 견과류 등은 필수지방산이 풍부한 식품이다. 오메가3는 들기름과 아마씨유에 가장 많이 들어 있다.

◉ 김치·된장을 섭취한다.

김치·된장 속 소금은 지방을 분해하고 흡착하여 체외로 배출하는 효능이 있다. 국내외 여러 연구기관에서 된장의 항비만 효과 및 항콜레스테롤 효능에 대하여 입증한 바 있다.

김치·된장에는 양질의 소금이 다량 들어 있으므로 지방을 섭취할 때 김치·된장과 함께 섭취하면 고지혈증을 해소하므로 고혈당을 예방할 수 있다.

◉ 혈당지수가 낮은 식품 섭취

열량은 같더라도 혈당지수GI: Glycemic Index가 높거나 낮은 식품이 있다. 가톨릭대 서울 성모병원에서 경증 당뇨 환자 5명에게 첫날에는 사과·우유·땅콩 등 혈당지수가 낮은 음식을 제공하고, 다음 날은 칼로리는 같지만 혈당지수가 높은 식빵·수박·주스 등을 제공했다. 각각 식후 30분 간격으로 네 차례씩 혈당이 올라가는 속도를 비교한 결과 혈당지수가 높은 음식을 먹었을 때 혈당이 훨씬 더 높게(5명 중에서 4명) 나왔다.

따라서 혈당지수가 낮은 식품을 섭취하면 혈당이 높아지는 것을 막을 수 있다. 또한, 조리법에 따라 혈당지수가 다른데, 삶은 음식이 구운 음식보다 혈당지수가 낮으며 과일을 먹을 때 껍질째 먹으면 혈당지수를 낮출 수 있다. 비록 식후 짧은 시간이라도 반복적으로 고혈당에 노출되면 합병증을 일으킬 수 있으므로 당뇨 환자는 혈당지수가 낮은 식품을 섭취하는 것이 바람직하다.

◼ ORP가 낮은 식품을 섭취한다.

식품의 산화 혹은 환원력을 나타내는 산화환원전위치^{Oxidation Reduction Potential}를 ORP로 표시한다. ORP가 높으면 다른 물질을 산화하는 성질이 강하고, ORP가 낮으면 환원력이 강한 식품이다. 따라서 ORP값이 낮은 식품을 섭취하면 (췌장)세포의 산화를 예방하여 혈류가 개선되므로 고혈당을 예방할 수 있다.

❖ 채소류의 ORP 순위 ❖

종 류	ORP(mV)	종 류	ORP(mV)
당 근	-375	파	-85
생고구마	-360	표고버섯	-80
오이	-310	숙주	-70
생옥수수	-290	토마토	-55
생무잎	-240	생강	-50
알로에	-220	생감자	-40
생땅콩	-200	생양파	-40
양배추	-186	데친 브로콜리	-35
완두콩	-160	부추	-30
생무뿌리	-140	연밥 피나무	-20
생무싹	-140	우엉	-20
생브로콜리	-130	찐 옥수수	-18
깻잎	-120	삶은 감자	-10
강낭콩	-120	수송나물	20
순무	-110	양상치	45
샐러리	-108	찐 고구마	60
배추	-97		

당뇨병 약 없이 완치할 수 있다

❖ 기타 식품의 ORP 순위 ❖

구분	과일ORP(mV)		육류ORP(mV)		기타ORP(mV)	
상 위	아보카도	-320	닭의 간	-385	청국장	-170
	키위	-240	소의 간	-345	간장	-140
	하얀 멜론	-125	돼지 간	-315	꽁치	-100
	머스크멜론	-88	돼지 위	-302	녹차	-82
	감	-66	닭 담낭	-120	된장	-20
하 위	복숭아	290	소의 위	-65	흰설탕	300
	포도	305	소의 혀	-60	콜라	500
	자두	310	닭살	45	감기약	500
	사과	320	소 심장소	90	수돗물	598
	배	330	소 살코기	110	심장약	640

제7부
당뇨를 예방하고 치유하는 자연요법

당뇨 예방 및 치료를 위해서는

췌장에 혈액이 잘 공급되어야 한다.

그 방법은

혈관을 건강하게 만들고 혈액을 맑게 유지하는 것이다.

| 당뇨병은 스스로 완치할 수 있다 |

■ 흔히 "당뇨병을 비롯한 고혈압 · 아토피 등은 치료할 수 없으므로 평생 약을 먹어야 한다."고 말한다. 암도 평생 함께해야 할 친구라고 말하는 암 전문의도 있다. 그 말에는 그러한 질병은 치료할 수 없는 병이라는 의미가 담겨있다. 하지만 어떤 질병도 자연 치유할 수 있으며 많은 사례와 치유의 기전이 있다.

재미교포인 O이주 씨(65세)를 비롯하여 MBC에 출연한바 있는 O태호(68세, 공복혈당 300~500㎎/㎗) 그리고 KBS에 출연한 O상욱(53세, 공복 369㎎/㎗) 씨 등 많은 사람이 병원에서 치료 불가 판정을 받았지만, 스스로 당뇨를 자연 치유하여 약을 먹지 않고도 건강하게 살고 있다.

그들은 당뇨로 인해 치아가 모두 빠지거나 시력을 잃거나 혹은 쓰러져 반신불수 상태에 놓였던 중증의 당뇨 환자였다. 그들이 당뇨를 극복할 수 있었던 것은 당뇨가 발병하게 된 원인을 제거했기 때문이다.

당뇨 환자들은 대부분 자신이 1형 당뇨인지, 1.5형인지 혹은 2형 당뇨인지 구분하지 않고 "혈당이 얼마였다, 중증이었다."라고 말한다. 그 이유는 병원에서 이를 분명하게 구분하지 않고 단지 당뇨라는 판정을 내리기 때문이다. 따라서 환자는 단지 혈당수치만으로 자신의 혈당이 일정 수준(예, 300mg/dℓ) 이상이면 중증이라고 생각한다. 제7부에서는 중증, 즉 진정한 당뇨인 1.5형 혹은 1형 당뇨의 치유법에 대하여 알아보자.

어떻게 하면 당뇨의 원인을 제거하고 당뇨에서 해방될 수 있을까?

■ 최고의 당뇨 치유법은 운동과 식이요법이다.

앞에서 고혈당을 치유하는 방법으로 운동과 식이요법을 들었는데, 운동과 식이요법은 2형 당뇨뿐만 아니고 1.5형과 1형 당뇨 환자도 효과를 볼 수 있다.

MBC에 출연한바 있는 O태호(68세) 씨는 1995년경 공복혈당 수치가 300~500mg/dℓ이나 되는 극심한 당뇨로 보름 동안 대화는 물론 보거나 듣지도 못할 정도의 식물인간 상태였다. 병원에서 치료할 수 없다는 진단을 받고 죽음을 생각할 수밖에 없었지만 '알칼리 이온수가 당뇨병 치유에 도움이 된다.'는 말을 듣고 알칼리 이온수를 섭취하게 되었다. 물을 섭취하면서부터 몸 상태가 조금씩 호전되어 운동과 식이요법을 병행했는데, 5~6개월 후 당수치가 20~30%씩 떨어지기 시작하여 20년이 지난 2015년 현재는 식후 혈당이 100 mg/dℓ 내외로 정상을 유지하고 있다.

알칼리 이온수를 마시고 췌장 기능이 정상화된 이유는 무엇일까?

첫째, 물을 섭취하면 소변을 통해 당이 체외로 배출되고 혈당이 낮아져 췌장 기능이 회복된 것이다.

둘째, 물 섭취로 혈액이 맑아져서 췌장에 산소와 영양이 충분히 공급되었기 때문에 췌장 기능이 회복된 것이다.

셋째, 알칼리 이온수의 수소 이온이 활성산소를 제거하고 체내 과산화지질산화 LDL의 발생을 억제하여 췌장 기능이 회복된 것이다. 또한, 고혈당을 개선하려면 운동이 필수라고 언급한 바 있는데, 운동은 고혈당뿐만 아니고 췌장 기능 개선에도 직접적인 효과가 있다.

재미 교포 O이주(66세) 씨는 치아가 빠질 정도의 중증 당뇨(1형) 환자였지만 로스앤젤레스에서 뉴욕까지 5,000km의 미대륙을 마라톤으로 횡단하고 당뇨를 완치하였다. 이처럼 운동은 산소와 영양 공급과 전달, 그리고 흡수율을 높이므로 당뇨 예방에 있어서 일거에 다섯 마리 토끼를 잡는 것과 같은 효과를 얻을 수 있다.

운동하면 췌장 기능이 개선되는 기전은,

첫째, 운동을 통해 노폐물이 배출되면 혈액이 맑아져 혈류가 개선되므로 산소와 영양 공급이 원활해져 췌장 기능이 개선된다.

두 번째, 많은 양의 산소를 마실 수 있다.

평소보다 운동하는 동안에 약 5배 이상의 공기를 흡입할 수 있다. 운동할 때 호흡이 가빠지고 혈압이 높아지는 이유는 산소를 더 공급하기 위함이다. 운동하면 많은 양의 산소가 체내로 들어오고, 이산화탄소와 일산화탄소 등 오염물질이 몸 밖으로 배출되어 맑은 혈액을 유지할 수 있다. 그리고 충분한 산소가 체내로 공급되면 일그러져 뭉쳐있던 혈구가 포도알처럼 동글동글하게 제 형태가 회복되어 혈액순환이 원활하게 되므로 췌장 기능이 회복된다.

세 번째, 운동을 통해 활성산소가 감소하면 췌장 기능이 회복된다. 운동하는 동안에는 앉아있을 때보다 5배 이상의 공기를 더 마시므로 그만큼 많은 산소가 흡입되어 활성산소 발생량이 감소한다. 그 결과 혈류가 개선되어 췌장 기능이 회복된다.

KBS가 전문기관에 의뢰한 실험에서, 30대 남성의 1주일 식단을 바꾸고 운동량을 늘린 결과 혈중 활성산소의 양이 58㎎/㎗ 감소하고, 항산화력은 102㎎/㎗ 증가했다. 이 실험을 통해서도 운동을 하면 활성산소가 감소하여 췌장 기능이 회복된다는 사실을 알 수 있다.

또 2001년 미국은 당뇨 예방 프로그램을 통해 미국 전역의 당뇨 고위험군 3,000명을 대상으로 "식단에서 지방을 제한하고 운동을 시행한 결과 매년 12%씩 증가하던 당뇨를 5% 이하로 줄일 수 있었다."고 밝혔다.

당뇨 고위험군 가운데 위약(방치) 그룹에서는 30%가 당뇨로 진행됐지만, 생활 습관을 바꾼 그룹에서는 14%만이 당뇨가 되었다. 즉, "운동과 식이요법만으로도 당뇨를 크게 줄일 수 있다."고 밝혔다.

몸무게가 3g에 불과한 벌새는 꿀이 주식이지만 당뇨에 걸리지 않는다. 그 이유는 1초에 80회나 되는 날갯짓(많은 운동)으로 당을 충분히 소비하기 때문이다. 즉, 운동만으로도 고혈당(1형 당뇨)을 예방할 수 있고, 1형 당뇨로의 진행을 막을 수 있음을 의미한다.

운동과 식이요법은 혈당을 낮추고 췌장 기능을 회복시켜 1형 · 1.5형 · 2형 등 모든 당뇨병 치유에 도움이 되는 방법이다. 특히 2형 당뇨에는 운동과 식이요법이 매우 효과적인 방법이다.

| 산소 공급량을 늘려 활성산소와 혈전을 줄여라 |

■ 외부로부터 산소 공급량이 늘면 혈류가 개선되어 활성산소가 줄어들 뿐만 아니라 혈전이 억제되어 산소와 영양이 충분히 공급되므로 췌장 기능이 회복된다. 따라서 당뇨 환자는 외부로부터 많은 양의 산소를 공급받는 것이 중요하다. 산소 공급량이 증가하면 1형 · 1.5형 · 2형 등 모든 당뇨 환자의 치유 효과가 크게 나타난다.

산소를 충분히 공급받는 방법에 대하여 구체적으로 알아보자.

▣ 맑은 공기산소와 당뇨 치유

고대에는 대기 중 산소 비율이 29%~41%이었다고 한다. 하지만 현재는 환경오염으로 인해 산소가 점점 감소하여 대기 중 산소 비율이 약 21% 내외에 불과하다.

외부로부터 많은 양의 산소가 공급되면 엉겨 붙은 혈구가 포도알처럼 동그랗게 바뀌어 혈류가 개선된다. 따라서 활성산소의 발생이 억제되고 혈전이 줄어들어 췌장 기능이 회복된다. 산소는 인체에서 만들 수 없으므로 공기가 맑은 환경에서 생활하는 것 자체만으로도 췌장 기능이 개선될 수 있다.

◙ 풍욕으로 많은 산소를 흡수한다.

사람은 전체 호흡량의 약 1%를 피부로 호흡한다. 수온이 높은 욕조 속에 오래 있으면 머리가 아프고 가슴이 답답해지데, 그 이유도 피부를 통해 산소를 공급받던 산소가 차단되기 때문이다. 그리고 추운 겨울 내의를 두껍게 입으면 답답함을 느끼는데, 그것도 피부가 산소 호흡을 하지 못하기 때문이다.

따라서 공기가 맑은 곳에서 옷을 벗고 풍욕을 하면 산소가 충분히 공급되어 활성산소와 혈전이 감소하므로 췌장 기능이 회복된다.

◙ 등산과 산림욕을 통한 당뇨 치유

도심의 산소 농도는 숲속보다 상대적으로 낮다. 대기 중의 산소 농도는 평균 21%이고, 서울 시내의 경우는 20.5%다. 또한, 지하 공간처럼 환기가 안 되거나 공기 오염이 심한 곳의 산소 농도는 19% 내외다.

공기가 비교적 깨끗한 강원도 산속의 산소 농도는 22%로 서울 시내보다 1.5% 정도 더 높다. 즉, 대기 오염도 측정 단위인 ppm으로 환산하면 서울 시내와 강원도 산속의 대기 오염도는 15,000ppm이나 차이가 있다.

따라서 공기가 맑은 산이나 야외에서 생활하면 외부로부터 많은 산소가 공급되므로 혈류가 개선되고 활성산소와 혈전이 억제되어 췌장 기능이 개선된다.

◼ 실내 산소 농도를 높여라.

산소 농도가 1% 가까이 떨어지면 저산소로 인해 혈구가 서로 들러붙을 뿐만 아니라 활성산소가 발생하여 췌장 기능이 떨어진다. 따라서 실내 공간은 물론 차량 운행 시에도 자주 환기하여 산소 농도가 떨어지지 않게 하면 췌장 기능을 개선할 수 있다.

◼ 실내 오염을 최소화한다.

화학섬유 제품으로부터 발생하는 미세먼지와 주방기기 사용, 각종 난연재 등으로 인해 발생하는 일산화탄소 · 이산화탄소 · 환경호르몬 등의 오염물질은 산소 농도를 떨어뜨릴 뿐만 아니라 활성산소를 발생시켜 췌장 기능을 떨어뜨린다.

따라서 당뇨 극복을 위해서는 실내 환경을 청결하게 유지하고 실내에서 생활하는 시간을 최소화하는 것이 바람직하다.

■ 심호흡과 당뇨 치유

복식호흡 혹은 흉식호흡에 따라 흡입되는 공기_{산소}의 양이 크게
달라진다. 복식호흡은 호흡기를 통해 복부를 팽창시켜서 뱃속까지
공기를 마시고 내보낼 때는 천천히 내뿜는 호흡법이다. 숨을 들이쉴
때 "하나, 둘, 셋" 하면서 코로 들이마시고 내보낼 때는 코와 입을
함께 사용해도 되며 "하나, 둘, 셋"을 천천히 세면서 내뿜으면 보다
많은 양의 오염물질을 몸 밖으로 내보낼 수 있다.

복식호흡을 통해 많은 공기가 몸속으로 들어오면 더 많은 산소를
공급받을 수 있을 뿐만 아니라 흡입한 공기가 몸 밖으로 빠져나갈
때 이산화탄소와 일산화탄소가 함께 배출되고, 체내 산소량이 많아
지면 활성산소도 줄어든다. 복식호흡을 30분 만 해도 체내 활성산
소가 평균 30% 감소하여 췌장 기능이 회복된다.

■ 코팅 프라이팬, 플라스틱 용기

코팅 프라이팬은 PFOA라는 중금속으로 코팅되어 있다. 코팅 프
라이팬을 사용하면 조리 과정에서 코팅 재질이 식재료에 달라붙어
음식물 섭취 시 체내로 흡수된다.

인체가 PFOA에 노출되면 활성산소가 증가하여 혈액순환 장애로

췌장 기능이 떨어진다. 따라서 코팅 처리된 조리 용기 사용을 지양하고 스테인리스 재질로된 용기를 사용하는 것이 좋다.

또한, 플라스틱 그릇을 유리그릇으로 바꾸고, 음식을 플라스틱 용기에 넣고 가열하는 것을 피해야 한다. 플라스틱 제품 중에서는 HDPE, LDPE, PP라고 표시된 제품을 고르는 것이 안전하다.

| 소금은 최고의 당뇨 예방 식품 |

■ 앞에서 당뇨 예방 및 치료에 있어서 물의 중요성을 알아보았는데, 물 섭취와 물 보유를 좌우하는 것은 바로 소금이다. 인체는 항상성을 유지하기 위해 물과 소금의 비율을 맞추려고 한다. 따라서 소금을 섭취하면 그에 비례하여 물을 더 섭취할 수 있다.

반대로 소금을 적게 먹으면 물을 충분히 마실 수 없다. 만약 지속적으로 저염식을 하면 체내 물 부족으로 인해 이뇨량이 감소하여 혈액이 탁해지고 인슐린 저항성이 높아져 혈당이 오른다.

의학계에서는 만병의 원인으로 소금을 지목하고 있다. 하지만 소금은 산소와 물 못지않게 생리 활동에 필요하고 중요한 성분이다. 인체에 소금이 부족하면 탈수 증세가 나타나고 중금속을 배출하지 못하므로 결국 췌장 기능이 떨어진다.

소금이 췌장 기능을 개선하는 기전에 대하여 알아보자.

▣ 지방의 산패를 막아 췌장 기능을 개선한다.

소금은 알칼리성이므로 혈관을 막고 있던 산화된 지질을 환원시켜 췌장 조직의 혈류를 개선한다. 소금 섭취를 통해 혈류가 개선되면 산소와 영양이 충분히 공급되어 췌장 기능이 회복된다.

▣ 중금속을 배출하여 췌장 기능을 개선한다.

소금은 강력한 중금속 흡착력을 갖고 있다. 정제되지 않은 소금은 하천을 통해 유입된 납, 수은, 니켈, 카드뮴, 환경호르몬, 무기질 미네랄을 흡착한 상태다. 소금에 이러한 불순물이 들어 있다는 것은 소금이 중금속을 흡착하는 성질이 있음을 방증한다.

농약 봉지에 적힌 주의 사항에는 "잘못하여 농약을 먹었을 때는 소금물을 먹여 토하게 하라."고 되어 있다. 또한, 과일과 채소의 잔류 농약을 소금으로 제거하는데, 이 방법 또한 소금의 중금속 흡착력을 이용하는 것이다.

소금이 중금속을 흡착하여 체외로 배출하면 활성산소 발생이 감소하므로 췌장 기능이 회복된다.

▣ 중금속을 분해하여 췌장 기능을 개선한다.

소금은 중금속을 흡착할 뿐만 아니라 중금속을 분해하여 제거한다. 배추에 묻은 농약은 소금에 절여 김치를 담그면 일주일 내에 거의 없어진다.

바다는 중금속과 오·폐수가 흘러들어도 썩지 않는다. 충청남도 태안 앞바다에서 기름이 유출되었지만 불과 3~4년 만에 깨끗하게 정화된 것도 소금의 중금속 분해 능력에 기인한다.

MBC가 전문기관에 의뢰한 실험에서, 배추 양념에 각각 산성·중성·알칼리성에서 분해가 잘되는 농약을 넣어 김치를 만들고, 한 달 뒤 농약 잔류량을 조사했다. 그 결과 모든 시료에서 농약 잔류량이 급격하게 줄었고, 한 달 뒤에는 1/3 수준으로 감소했다.

이처럼 소금으로 인해 중금속이 분해·배출되면 활성산소 발생이 억제되므로 결국 췌장의 기능이 개선된다.

▣ 환경호르몬을 흡착하여 췌장 기능을 개선한다.

소금은 환경호르몬을 흡착한다. KBS 과학 카페에서 서울대 친환경 건축자재 연구소의 도움을 받아 소금의 유해 물질 흡착력에 대하여 실험했다.

외부 물질이 들어가지 않도록 비닐 랩을 씌운 소금 타일 속에 폼알데하이드와 휘발성 유기화합물 등 환경호르몬을 투입했다. 그리고 문을 닫은 실내 공간과 유사한 공기 순환 시스템을 만들어서 일주일간 유해 물질의 감소량을 측정한 결과 실험 하루 만에 50%, 일주일 만에 80% 이상 감소했다. 환경호르몬이 제거되면 활성산소의 발생이 억제되므로 췌장 기능이 개선된다.

국내 한 소금업체의 실험에 따르면, 밀폐 공간에 폼알데하이드과 용융 소금을 함께 넣은 후 확인한 결과, 두 시간 안에 약 45%의 폼알데하이드를 소금이 흡착한 것으로 밝혀졌다.

▣ 방사능 물질을 흡착하여 췌장 기능을 개선한다.

소금은 세슘이나 요오드 등 방사능 물질을 흡착한다. 2011년 일본 방사능 누출 사고로 일본·중국 및 우리나라에서도 소금을 사재기 한 일이 있었다. 당국에서는 소금 사재기를 하지 말라고 발표했지만, 국민이 소금을 사재기한 것은 나름대로 이유 있는 행동이었다.

소금에는 극미량의 방사능 물질이 들어 있는데, 그것은 바로 소금이 방사능 물질을 흡착한다는 사실을 반증하는 것이다. 따라서 소금을 충분히 섭취하면 방사능 물질이 배출되므로 활성산소의 발생이 억제되어 췌장 기능이 회복된다.

■ 독을 제거하여 췌장 기능을 개선한다.

소금은 지구상의 모든 독성물질을 흡착한다. 뱀이나 지네, 벌레에게 물리거나 벌에 쏘였을 때도 된장을 발라서 해독한다. 독성이 있는 버섯을 먹은 후 속이 메스껍고, 머리가 아프고, 어지러울 때 소금물을 섭취하면 증세가 완화된다.

즉, 소금을 섭취하여 체내 독성이 제거되면 활성산소가 감소하므로 췌장 기능이 개선된다.

■ 유해가스를 흡착·제거하여 췌장 기능을 개선한다.

소금은 대기 중의 아황산가스·이산화탄소·일산화탄소·암모니아 등 모든 공해물질을 흡착하는 성질이 있다. 연탄가스에 중독되었을 때 김칫국물이나 동치미 국물을 먹는 것 혹은 연탄가스 중독 예방을 위해 방 주변에 소금을 뿌리는 것도 소금의 일산화탄소 흡착력을 활용하는 것이다.

소금을 충분히 섭취하면 체내 일산화탄소를 흡착하여 활성산소 발생이 억제되므로 췌장 기능이 회복된다.

■ 지방 흡착력으로 당뇨를 예방한다.

소금은 지방을 흡착하여 땀이나 소변으로 함께 배출된다. 수육을 만들 때 된장을 넣는 것도 된장 속 소금이 지방을 흡착하는 성질을 활용하는 것이다. 오리고기나 생선도 소금을 뿌려 두었다가 조리하면 저지방으로 섭취할 수 있다.

2008년 상파울루 의대 니칸다케네 교수팀은 고혈압 환자에게 소금을 권장량 이하(3g)로 섭취시킨 결과 "지방과 지단백질이 혈관에 침착하여 고지혈증을 일으킨다."고 보고한 바 있다. 그리고 일반 물을 섭취한 실험군에 비해 소금물을 섭취한 실험군에서 중성지방이 훨씬 낮아진다는 사실을 밝혔다.

비누나 화학 세제를 만들 때 지방이나 불순물 흡착 효과를 높이기 위해 소금을 첨가하는데 그 이유도 소금의 지방 흡착력을 이용하는 것이다.

이처럼 소금이 몸에서 중성지방을 배출하면 혈류가 원활해져 췌장 기능이 개선된다.

▣ 강력한 살균력으로 췌장 기능을 회복시킨다.

잡은 물고기에 소금을 뿌려 놓으면 빨리 부패하지 않는다. 또한, 감기에 걸렸을 때 소금물로 가글이를 하거나, 비염에 걸렸을 때 콧속을 소금물로 씻으면 증세가 호전되는 것을 경험할 수 있다. 특히 감기 초기에 입자가 작은 소금을 콧구멍 속에 넣으면 1~2분 후에 콧물이 줄줄 흘러내리면서 코감기 증세가 호전된다.

상처에 소금물로 소독하면 과산화수소수보다 세포 재생 효과가 10배 이상 빠르다. 이러한 현상은 소금의 살균 효과 때문이다. 해로운 균을 죽이고 유익한 균만 증식시키는 김치나 된장 발효의 원천도 소금의 살균력 효과다.

소금을 통해 체내 세균 증식이 억제되면 활성산소의 발생이 줄어들어 췌장 기능이 개선된다.

◼ 복부지방이 감소하여 췌장 기능이 개선된다.

종합편성 채널에서 함초 효소를 30cc 마신 후, 한 시간 만에 600g의 체지방이 감소한 사실을 보여 주었다. 또 선문대학교 자연과학대학에서 김치와 체중 감량에 대하여 4주간 실험을 했다. 그 결과, 김치 추출물을 먹인 쥐는 일반사료를 먹인 쥐보다 체중이 5% 감소했고, 복부지방의 양이 무려 30% 이상 감소했다.

MBC가 동덕여대 비만 과학대학원에 의뢰한 실험에서 20대 여성 3명에게 한 달간 매일 김치·된장을 섭취하게 하였다. 그 결과 평균 6~7kg의 체중이 감소하고 뭉쳐있던 피실험자들의 혈구가 정상화되었다.

이처럼 소금 섭취로 복부지방이 감소하거나 혈구의 형태가 개선되면 혈류가 원활해져 췌장 기능이 개선된다.

KBS에서《음식과 혈당의 관계》에 대하여 실험했다. 콩국수와 순두부를 먹게 하고 혈당을 비교해 본 결과, 소금이 거의 들어 있지 않은 콩국수를 먹은 사람은 혈당이 크게 높아졌지만, 순두부찌개를 먹은 사람은 혈당이 거의 높아지지 않았다. 같은 재료를 섭취했지만, 소금이 들어간 음식에서는 혈당이 높아지지 않은 것이다.

소금을 통해 혈당이 낮아지면 혈류가 원활해져 췌장 기능이 개선된다.

❖ 당뇨 치료를 목적으로 채식할 때는 소금을 더 섭취해야 한다.

당뇨 예방을 위해 채식을 하면서 저염식 하는 사람이 적지 않다. 이때 채소에 풍부한 칼륨은 대사 과정에서 나트륨과 함께 배출된다. 하지만 나트륨이 지나치게 많이 배출되면 저나트륨 증세로 인해 근육 세포가 파괴될 수 있다.

2015년 중국 유학생이 임신중절수술을 받던 중 지나치게 많은(4배) 수액(증류수) 투여로 인해 뇌세포가 부풀어 뇌사 상태에 빠진 사례가 있었다.

소금을 섭취하지 않고 외부로부터 많은 양의 물만 섭취하면 역삼투압 현상이 발생한다. 이로 인해 염도가 낮은 세포 밖의 물이 염도가 높은 뇌세포로 들어가 세포가 팽창하여 세포가 터질 수 있다.

영국에서도 40대 건장한 남성이 "물이 건강에 좋다."는 의사의 말을 듣고 8시간 동안 10ℓ 의 물만 마시고 근육이 파괴되어 사망한 예가 있다.

이 밖에도 채식하면서 저염식을 하면 당뇨 외에도 다음과 같은 질병이 발생할 수 있다.

첫째, 결석의 위험에 노출된다.

채식으로 인해 이뇨량이 증가하면 물 부족으로 체액이 농축된다. 그 결과 칼슘과 수산 등이 콜레스테롤과 엉겨 붙어서 신장결석은 물론 간 결석, 췌장 결석 등 다양한 결석 위험에 노출된다. 특히 저염식을 하면서 이뇨제를 복용하면 혈액이 농축되어 결석이 반복적으로 발생한다.

채식으로 인한 결석의 위험을 피하려면 채식으로 인해 체내에 들어오는 칼륨의 양에 비례하는 양의 소금을 더 섭취해야 한다.

둘째, 심장 기능이 떨어진다.

체내 나트륨이 부족하면 주요한 장기의 근육 수축력이 약해진다. 만약 채식으로 인해 지속하여 많은 양의 칼륨이 체내에 들어오면 칼륨 배출을 위해 많은 양의 염분과 물이 배출된다. 결국, 나트륨과 수분 부족으로 부정맥이나 빈맥, 저혈압으로 사망할 수 있다.

고혈압 학회 및 신장 학회의 주장에 의하면 "과일을 많이 먹고 병원에 실려 오는 환자가 종종 있다."고 하는데 그 이유는 칼륨 과다 섭취로 인하여 나트륨 및 수분이 부족해지기 때문이라는 것이 필자의 주장이다.

셋째, 암에 걸릴 가능성이 커진다.

지속해서 채식할 경우 칼륨 과다로 나트륨이 부족하여 심장의 수축력이 떨어진다. 심장의 힘이 약해지면 혈압을 높이지 못해 세포에 충분한 혈액을 공급할 수 없게 된다. 결국 산소부족으로 암에 걸릴 가능성이 커진다.

네 번째, 변비에 걸린다.

채식하면 칼륨에 의한 이뇨량이 증가하므로 체내 물이 부족하게 된다. 이러한 상태에서 저염식 하면 장에서는 부족한 물을 보충하기 위해 대장에 있는 수분마저 모두 흡수하므로 변이 단단하게 굳어 변비가 발생한다.

다섯 번째, 고혈압 위험성이 높아진다.

채식으로 인해 이뇨량이 증가하면 체내 물이 부족해진다. 이 상태에서 소금 섭취량을 줄이면, 물 섭취량도 감소하므로 혈액이 농축된다. 그로 인해 혈액 순환이 원활하지 못하게 되어 심장은 더 큰 압력을 가하므로 혈압이 높아진다.

소금은 현대 의학에 의해 고혈압의 주범이라는 오해를 받고 있으며 그로 인해 많은 사람이 저염식으로 인해 건강을 잃고 있다.

소금은 당뇨뿐만 아니라 고혈압·암·신장병·치매·뇌졸중·아토피 예방에 꼭 필요하다. 소금과 질병 치유 효과에 대한 보다 상세한 내용은 '**소금 오해를 풀면 건강이 보인다**' 책을 참고하기 바란다.

| 면역력 향상을 통한 당뇨 치유 |

■ 현대 의학은 '1형 당뇨는 바이러스의 공격으로 베타세포가 손상을 받은 것이 원인'이라고 분석한다. 이러한 주장은 1형 당뇨 환자의 경우 자가 면역 항체를 갖고 있다는 사실에 근거한다. 자가 면역 항체가 형성되었다는 것은 과거에 바이러스에 노출된 경험이 있다는 것을 의미한다.

하지만 베타세포가 파괴되는 것이 바이러스 때문만이 아니라는 것이 필자의 논리다. 바이러스에 노출될 경우 그대로 두지 않고 반드시 항생제를 사용하기 때문이다. 베타세포가 파괴된 것은 바이러스와 항생제가 동시에 베타세포에 영향을 준 결과로 보는 것이 타당하다.

바이러스에 노출될 경우 췌장의 베타세포가 파괴되는 기전에 대하여 알아보자.

바이러스에 노출되면 이를 퇴치하기 위해 많은 활성산소가 발생한다. 이때 발생한 활성산소로 인해 베타세포가 파괴될 수 있다. 그리고 바이러스를 퇴치하기 위해 사용되는 항생제나 진통 소염제, 해열제, 스테로이드제제를 사용할 경우 바이러스 자체보다 더 심한 활성산소가 발생하므로 췌장의 베타세포가 파괴된다.

따라서 1형 당뇨를 예방하려면 바이러스에 노출되지 않음은 물론 바이러스를 스스로 퇴치할 수 있도록 면역력을 높여야 한다.

면역력을 높이는 방법에 대하여 알아보자.

▣ 긍정적 사고와 면역

긍정적 사고를 하면 혈관이 확장되고 면역을 담당하는 골수세포와 림프절 흉선 등에 산소와 영양이 충분하게 공급되므로 면역력이 높아진다. 또한, 긍정적인 생각을 하면 스트레스가 없으므로 활성산소 발생이 억제되어 혈류가 개선되므로 면역력이 높아진다.

면역학을 연구하는 일본의 쇼와약학대학의 호시게이코 교수는 노래 부르기를 좋아하는 사람 3명과 싫어하는 2명을 대상으로 '긍정적인 사고가 면역력에 미치는 영향'에 대하여 실험했다. 2명에게 90분간 번갈아 가며 노래를 부르게 한 뒤 혈액 속 NK세포 수의 활성도를 측정했다. 즐거운 마음으로 노래를 부른 사람은 NK세포 수가 많이 증가했지만, 노래를 싫어하는 사람은 NK세포 수가 오히려 감소했다. 같은 상황이라도 즐겁고 긍정적인 마음으로 임하면 면역력이 높아진다는 것을 알 수 있는 실험 결과다.

◼ 웃음과 면역

뇌는 웃을 때마다 도파민 호르몬을 분비한다. 도파민은 교감신경과 부교감신경을 적절히 조절하여 NK세포 수를 늘리고 활동성을 높여준다.

SBS에서 동일한 신체조건을 가진 쌍둥이 형제를 대상으로 웃음이 인체에 어떤 영향을 주는지 실험했다. 그 결과 억지로 웃는 사람과 자연스럽게 웃는 사람 모두에게서 교감신경과 부교감신경이 조화를 이루는 긍정적인 변화가 일어났다. 웃음은 운동하는 것과 비슷한 양의 열량을 소모하므로 혈당을 낮출 뿐만 아니라 면역력을 높인다.

◼ 체온을 높이면 면역력이 높아진다.

체온이 1℃ 상승하면 신진대사가 2배 이상 증가할 뿐만 아니라 면역이 5배 증가하고, 반대로 1℃ 내려가면 면역이 30% 떨어진다는 사실이 의학계에 의해 밝혀졌다.

간암 말기 환자였던 일본의 모로시 씨는 수술이나 항암제 투여가 불가능한 6개월 시한부 판정을 받았다. 그런데 유산소 운동, 환부 마사지, 반신욕 등 체온을 높이기 위한 생활을 3개월 동안 실천한 후 백혈구 수치는 4,000에서 6,200으로, 림프구 수치 또한 1,316에서 1,427로 크게 높아졌다.

이와 같은 방법으로 면역력이 높아지면 백혈구가 바이러스나 세균과의 싸움을 신속하게 정리하므로 활성산소의 발생이 억제되어 췌장 기능이 떨어지는 것을 예방할 수 있다.

제8부
당뇨 치유 식약재와 기전

당뇨는

혈류 장애로 인해 영향을 많이 받는다.

당뇨 예방을 위해서는

혈당이 높아지지 않게 하고 혈액을 맑게 하는

식품이나 식약재를 통해 효과를 볼 수 있다.

특히 항산화 식품은

활성산소 억제와 혈류 개선으로

췌장 기능 활성화에 도움을 준다.

| 같은 처방에도 효과가 다른 이유 |

■ 다수의 종합편성 채널의 방송을 통해 암·고혈압·당뇨 등을 어떤 특정한 방법(생활환경, 식품, 약재 등)으로 극복했다는 사례가 난치병으로 고통받는 사람들에게 큰 희망과 용기를 주고 있다. 이처럼 새로운 사례가 방송되면 해당 식자재의 값이 서너 배씩 급등하고, 산과 들에 그들이 먹고 나았다는 약초들의 씨가 마른다는 말이 나올 정도다.

그런데 후일담을 들어보면 사례자와 똑같은 방법을 실천했지만, 효과를 보지 못했다는 경우가 적지 않다. 그로 인해 일부에선 방송 내용의 신뢰성에 의문을 제기하거나 반대편에 있는 다른 의학(주로 현대 의학)으로부터 공격받기도 한다.

효소 열풍이 불었던 2014년, 한 종편에서 효소의 항암 효능에 대하여 자연의학과 현대의학 사이에 논쟁이 벌어진 일이 있었다. 효소로 암을 비롯한 각종 난치병을 극복했다는 주장이 나오자 현대의학에서는 "효과가 있을 수 없다. 효소에는 효소가 없다. 설탕 덩어리다." 라고 반박하며 심지어 효소의 질병 치료 효과(광고)를 의료법으로 강제하자는 주장까지 하였다.

또 한약의 항암 효능에 대하여 양의사와 한의사 간에 갑론을박을 벌였다. 한의사들은 치료 사례와 중국 논문을 인용하여 항암효과가 있다고 주장했고, 양의사들은 "질병 치료 사례는 가장 저속한 주장"이라고 반박하면서 서양에서 내놓은 논문을 인용하여 "효과가 없다."고 일축했다. 결론은 없었지만, 시청자에게 큰 관심을 끈 논쟁이었다.

그러한 논란이 계속되는 이유는, 치료되었다고 주장하는 사람은 치료된 기전을 밝히지 못하고, 반박하는 입장에서도 반박 논리를 설득력 있게 제시하지 못하기 때문이다. 이러한 점을 의식해서인지 일부 방송에서는 '본 방송 내용은 과학적으로 입증되지 않았다.' 고 언급하거나 '본 내용은 사례자의 주장일 뿐이며 환자마다 다를 수 있다.' 며 조심스럽게 접근하는 경우도 있다.

실제로 같은 처방을 해도 개인별로 결과가 각각 다르게 나타날 수밖에 없다. 한 종편 방송에 공복혈당이 400㎎/㎗를 넘었던 중증의 당뇨 환자가 여주를 먹고 당뇨를 극복했다는 사례가 몇 차례 소개되었다. 여주가 무엇인지도 모르던 당뇨 환자들은 너도나도 여주를 달이거나 효소와 반찬으로 만들어 먹었다. 필자의 지인도 방송 사례를 보고 여주를 열심히 먹었지만, 효과를 보지 못했다며 중단한 사실도 있었다.

이처럼 같은 처방을 하였음에도 효과가 다른 이유는 무엇일까? 완치 사례자의 경우 여주가 당뇨 극복에 도움이 된 것은 사실일 수 있지만, 여주 먹는 것만 실천한 것이 아닐 수 있다. 실제로는 열량이 높은 지방(육류) 섭취를 줄이고, 된장이나 김치 그리고 활성산소 발생을 억제하는 식단으로 바꾸고, 이전보다 운동을 열심히 했을 수도 있었을 것이다. 그러한 섭생이 종합적으로 영향을 미쳐 혈당이 높아지는 것을 막을 수 있는 것이다. 그에 더하여 음이온으로 가득한 들과 숲속을 산책하면 스트레스가 해소되고 면역력이 높아져 췌장 기능이 회복된다.

반면 여주를 섭취하는 것을 따라 하면서도 운동을 게을리하고 육식을 즐기고 흡연과 음주를 계속한다면 여주를 섭취해도 당뇨 치료 효과를 보기 어려운 것이다.

당뇨에 영향을 주는 요소는 식생활은 물론 외부환경과 정신적 요인 등 매우 다양하다. 자신이 당뇨임에도 불구하고 극복할 수 있다는 긍정적 사고와 자신감으로 임하는 사람과 두려움을 갖는 사람의 치료 효과는 크게 달라진다.

그리고 긍정적인 생각을 하는 사람은 면역력이 높아지고 활성산소가 많이 줄어드는 반면, 부정적인 생각을 하는 사람은 그와 정반대다. 당뇨에 대한 공포감에 사로잡히면 당뇨 극복 방법을 실천할 의지가 꺾여 자포자기하게 된다. 마음속에 미움·원망·증오심을 갖고 있으면 당뇨 극복 효과를 얻기 어렵다.

이러한 다양한 요인들이 있음을 간과한 채 자신이 집착하고 있는 요인만을 전부로 생각하고 그것을 근거로 주장하면 오판을 할 수 있는 것이다.

| 당뇨병 예방에 좋은 식품 |

■ 당뇨를 예방하고 치료하기 위해서는 혈액순환을 원활하게 하여 췌장은 물론 모든 장기에 산소와 영양이 충분히 공급되도록 해야 한다.

혈액순환을 개선하는 식품에 대하여 알아보자.

▣ 녹차의 당뇨 예방과 치료

녹차의 카테킨은 항산화력이 매우 강력하고, 중성지방 분해 및 중금속 배출 그리고 항균 작용으로 당뇨 예방 및 치유에 큰 도움이 된다.

녹차의 카테킨 성분이 당뇨를 치유하는 기전은,

첫째, 활성산소 제거로 췌장 기능을 회복시킨다. 카테킨 성분의 일종인 EGCG는 강력한 항산화물질로 비타민C보다 항산화력이 40배나 크다. 따라서 녹차를 지속하여 섭취할 경우 혈류가 개선되므로 췌장 기능이 회복된다.

이를 입증한 실험이 있다. 서울 아산병원에서 흡연자를 대상으로 2주간 하루 네 차례씩 녹차를 마시게 함으로써 녹차의 항산화력에 대한 실험을 진행했다. 그 결과, 심장병을 일으키는 LDL 수치가 크게 개선되었으며, 특히 동맥경화의 지표인 sP-Selectin 수치가 절반 가까이 떨어졌다.

그리고 오사카 시립의대 다케시 호즈미 박사가 녹차를 마신 사람의 혈류를 측정한 결과 녹차를 마시는 기간이 길어질수록 산화 LDL 수치가 많이 감소한다는 사실을 밝혔는데, 그 이유는 녹차의 카테킨 성분이 활성산소를 제거하여 세포의 산화를 방지했기 때문이다.

둘째, 콜레스테롤과 혈전을 제거하여 혈류를 개선한다. 녹차의 카테킨은 중성지방을 분해하고 혈전을 예방하여 혈류를 개선한다. 혈류가 개선되면 산소와 영양이 충분히 공급되어 췌장 기능이 회복된다.

오사카 시립 의대 다케시 호즈미 박사를 비롯하여 국내외 많은 연구진에 의해 "녹차의 카테킨 성분이 혈전을 제거한다."는 사실이 밝혀졌다.

KBS가 전문 기관에 의뢰하여 6명의 실험자에게 녹차를 40일간 섭취하게 한 후 콜레스테롤 변화를 관찰했다. 그 결과 실험 참가자 전원 모두 평균 30%에 가까운 콜레스테롤 감소 효과를 보였다. 콜레스테롤이 감소하면 인슐린 저항성이 낮아져 혈당이 내려가고 결국 췌장 기능이 개선된다.

셋째, 세포벽 불포화로 인슐린 흡수력이 높아진다. 녹차의 카테킨 성분은 콜레스테롤 분해 효능이 있는데, 체내 콜레스테롤이 감소하면 혈류 개선과 함께 세포벽의 불포화 비율이 높아진다. 따라서 세포의 인슐린 흡수력이 높아져 췌장 기능이 개선된다.

넷째, 강한 항균력이 활성산소의 발생을 억제한다. 녹차에는 항균 및 항바이러스 작용이 매우 뛰어난 EGCG 성분이 65%나 함유되어 있다. 녹차의 항균력은 솔잎 추출물보다 효과가 뛰어난 것으로 밝혀졌다.

순천향대 유전공학 연구실에서 O157 대장균, 비브리오균, 황색포도상구균, 살모넬라균, 리스테리아균 등 각종 세균을 대상으로 카테킨의 살균 효과에 대하여 실험한 결과 12시간 경과 후 세균 대부분이 죽었다. 항균력이 작용하면 외부로부터 침입한 세균을 신속하게 제압하여 활성산소의 발생을 억제하므로 췌장 기능 회복에 도움이 된다.

다섯째, 중금속 배출로 혈류가 개선된다. 녹차의 카테킨이 중금속을 배출하는 효능은 둥굴레보다 뛰어나다. 녹차를 통해 중금속이 배출되면 활성산소 발생이 억제되므로 혈류가 개선되어 췌장 기능이 활성화된다.

▣ 양파의 당뇨 예방과 치료

양파의 퀘르세틴은 지방을 분해하는 효능이 매우 뛰어난 성분이다. 양파와 함께 육류를 섭취하면 콜레스테롤이 체내에 쌓이지 않는다. 양파는 총 여덟 겹으로 되어 있는데 퀘르세틴 성분은 껍질 부분에 가식부의 최대 300배 들어 있다.

양파 껍질을 말려서 끓는 물에 넣고 5분 정도 가열하면 진노랑색의 물이 우러난다. 이렇게 만든 양파차를 한 컵씩 하루 두세 번 마시면 콜레스테롤 감소 효과를 볼 수 있다.

양파와 효능이 유사한 오신채(양파·마늘·파·부추·생강 또는 달래) 또한 지방을 분해하는 효과가 있다. 양파를 섭취하면 혈액의 점도가 낮아져 췌장에 산소와 영양이 잘 공급되므로 췌장 기능이 회복된다.

KBS에서 평소 삼겹살을 즐겨 먹는 성인 남녀 12명을 대상으로 양파의 지방분해 효능을 실험했다. 삼겹살만 섭취하는 그룹과 양파를 함께 섭취하는 그룹으로 나누어 중성지방의 변화를 비교하는 실험이었다.

다음날 참가자들의 혈액을 채취하여 검사한 결과 삼겹살만 섭취한 그룹은 중성지방이 16mg/㎖ 낮아졌는데, 양파를 함께 섭취한 그룹은 51mg/㎖ 낮아졌다. 이 실험을 통해 양파의 퀘르세틴 성분이 혈류를 개선하여 췌장 기능을 회복시킨다는 사실을 알 수 있다.

또 서울대 보건대학원에서 고지혈증 환자 30명을 대상으로 양파의 효능에 대해 실험했다. 양파 섭취그룹과 비섭취그룹으로 나누어 양파 섭취그룹에는 양파즙 500mg을 한 달간 마시게 한 후 검사한 결과, 양파 섭취그룹에서 비섭취그룹에 비하여 총콜레스테롤은 13mg/㎗, 중성지방은 20mg/㎗ 감소 결과를 보였다.

이때 실험용 쥐의 혈액을 채취하여 혈소판만 분리한 후 양파 추출물을 투여한 결과 양파 추출물의 투입량에 비례하여 혈소판 응집억제 효과가 높아졌다. 혈소판 응집이 억제되면 혈류가 개선되어 인슐린 저항성이 개선되므로 혈당은 낮아지고 췌장 기능이 활성화된다.

■ 연근의 당뇨 예방과 치료

연근을 잘랐을 때 실처럼 길게 늘어나는 것이 뮤신이다. 뮤신은 지방을 분해하는 효능이 매우 뛰어나다. 육류 조리 시 연근을 넣으면 뮤신으로 인해 지방의 응고가 생기지 않는 것을 볼 수 있다. 따라서 체내 중성지방이 분해되므로 혈류가 개선되어 췌장 기능이 회복된다.

■ 옻나무의 당뇨 예방과 치료

옻나무에 들어있는 우루시올은 어혈을 풀어주는 효과가 매우 큰 항산화 성분이다. 우루시올은 마늘보다 항산화력이 뛰어나다. 2009년 미국 의학잡지 Phytomedicine 는 옻나무 추출액이 활성산소를 제거한다는 사실을 밝혔다. 특히 나무 목질부의 황색 색소를 띠는 플라보노이드 성분이 알코올 해독과 당뇨병에 큰 효과가 있음이 밝혀졌다.

옻나무 추출물이 당뇨를 치유하는 기전은 무엇일까? 옻나무의 우루시올 성분을 통해 어혈이 분해되면 혈류가 개선되어 췌장 기능이 회복된다. 닭고기에는 많은 양의 포화지방이 들어있지만, 옻나무를 넣어 함께 조리하면 상온에서도 닭고기의 포화지방이 엉겨 붙지 않는다. 닭고기에 마늘과 옻나무를 함께 넣어 조리하면 10℃ 이하에서도 지방이 엉겨 붙지 않는다.

사람의 정상체온이 36.5℃라는 것을 참작하면, 옻나무의 우루시올 성분이 췌장 기능은 물론 인체 전반에 매우 좋은 영향을 끼친다는 사실을 알 수 있다.

▣ 인삼 사포닌의 당뇨 예방과 치료

인삼의 쓴맛을 내는 사포닌은 강력한 항산화 성분으로 혈전을 억제하여 혈류를 개선한다. 사포닌을 통해 혈류가 원활해지면 산소와 영양이 충분히 공급되어 췌장 기능이 개선된다. 그리고 인삼의 육질부에 들어 있는 다당체가 중성지방을 분해하므로 혈류가 개선되어 역시 췌장 기능이 회복된다.

일본 긴키대학의 마쓰다 교수팀은 인삼의 혈류 개선 효능을 실험으로 증명했다. 쥐의 혈액을 뽑아 섭씨 5℃로 냉각시키고 혈액의 흐름을 좋지 않게 한 후 혈액이 미세 그물망을 빠져나가는 정도를 관찰했다. 인삼 성분을 넣지 않은 혈액에서는 혈액이 그물망을 빠져나가지 못하고 정체됐지만, 인삼 성분을 넣은 혈액은 그물망을 잘 빠져나갔다. 그것은 인삼의 다당체가 지방을 분해하여 혈액의 점도를 낮춘 결과다.

한국인삼공사 곽이성 박사팀이 혈관을 통해 고지혈증 유발 약물을 투입한 쥐와 입으로 중성지방을 섭취한 쥐를 대상으로 인삼 다당체 섭취 전후 중성지방 변화를 관찰했다. 그 결과 양쪽 모두에서 중성지방이 17.6% 감소했다.

실제로 KBS 생로병사의 비밀에 출연한 바 있는 O대영(65세) 씨는 "인삼을 꾸준히 섭취한 결과, 혈당이 311mg/dl에서 135mg/dl로 무려 176mg/dl이나 낮아졌다."고 소개했다.

이처럼 인삼을 통해 중성지방이 분해되면 혈류가 원활해져 인슐린 이동성이 좋아지고 췌장 기능이 개선된다.

◼ 청국장의 당뇨 예방과 치료

한국식품연구원에서 청국장의 인슐린 효과에 대해 실험했다. 고혈당 쥐를 세 그룹으로 나누어 각각 일반 콩과 삶은 콩 그리고 청국장을 8주 동안 공급했다. 그 결과 일반 콩이나 삶은 콩보다 청국장에서 인슐린 저항성 개선 효과가 더욱 크게 나타났다.

같은 연구에서 '청국장의 혈당 변화 효능'을 관찰했다. 청국장의 바실러스서브틸리스를 추출하여 실험용 쥐에 투여한 후 2시간 동안 혈당 변화를 관찰한 결과, 청국장을 먹은 쥐는 일반 콩을 섭취한 쥐보다 혈당이 40% 이상 낮아진 것을 확인했다. 또 청국장을 공급한 그룹에서는 지방세포의 증식이 크게 억제되었다. 지방세포가 줄어들면 혈류가 원활해져 췌장 기능이 개선된다.

■ 토마토의 당뇨 예방과 치료

토마토에는 항산화 성분인 비타민과 리코펜이 다량 들어 있다. 항산화 성분을 섭취하면 활성산소 발생량이 감소하고 혈류가 개선된다. 그 결과 인슐린 저항성이 낮아져 췌장 기능이 개선된다.

필자의 이러한 주장을 뒷받침하는 실험 결과가 있다. KBS가 고지혈증과 심혈관계 질환 등 각종 성인병에 노출된 40대 남성을 대상으로 실험을 진행했다. 2주간 토마토 주스를 마시게 한 후 신체 변화를 측정한 결과, 콜레스테롤이 270mg/dl에서 138mg/dl로 절반 아래로 감소했다고 밝혔다. 콜레스테롤 수치가 낮아지면 혈류가 원활해지므로 인슐린 저항성이 개선되고 췌장 기능이 회복된다.

■ 마늘의 당뇨 예방과 치료

마늘에 들어있는 알리신은 혈전을 억제하는 효능이 매우 뛰어난 항산화 성분이다. 미국 하버드대의 매튜버도프 교수가 심장병 환자에게 마늘 추출물을 하루 4ml씩 복용시키고 관찰한 결과, 마늘 추출물을 섭취한 그룹에서 LDL 수치가 크게 낮아졌다. LDL 수치가 낮아지면 혈류가 개선되어 췌장 기능이 회복된다.

■ 해조류의 당뇨 예방과 치료

김, 미역, 다시마, 매생이, 톳 등 우리가 흔히 접하는 대표적인 해조류에는 항콜레스테롤 성분이 있다. 이러한 항콜레스테롤 성분을 통해 혈액이 맑아지면 산소와 영양이 잘 공급되므로 췌장 기능이 개선된다.

미역의 알긴산은 콜레스테롤을 분해하는 효능이 매우 뛰어난 성분이다. 따라서 미역을 섭취하면 고지혈증과 동맥경화 예방 및 췌장 기능 회복에 도움이 된다. 특히 미역귀에 많이 함유된 퓨코산틴은 강력한 항산화물질로서 당뇨 및 고혈압은 물론 다이어트에도 매우 큰 효능이 있다.

김의 포피란 성분은 혈중 콜레스테롤을 녹여 포화지방산을 수용성으로 바꾸어 주는 효능이 있다. 남도대학 정규진 교수의 실험에 따르면, 실험 쥐의 간세포를 비교해 본 결과 포피란을 투여한 그룹에서 콜레스테롤이 현격히 감소했다. 따라서 포화지방을 섭취할 때 김과 함께 섭취하면 혈액의 점도가 높아지지 않으므로 혈당이 높아지는 것을 예방할 수 있다.

겨울철 남해안 청정해역에서 자생하는 매생이에는 노폐물을 배출시키고 콜레스테롤을 낮춰주는 리놀렌산 성분이 다량 함유되어 있다. 신라대학교 김미향 교수의 연구에서, 의도적으로 지질을 증가시킨 실험용 쥐에게 매생이 추출물을 투여했을 때 LDL 성분이 크게 낮아지고 HDL 성분은 높아졌다. 이러한 콜레스테롤 성분의 변화는 오메가 3가 혈중 중성지방을 감소시키고 다량의 식이섬유가 노폐물을 흡착·배설했기 때문이다. 김 교수는 매생이 추출물의 효능이 동맥경화 치료에 효과를 준다는 사실을 밝혔는데, 동맥경화가 개선되면 혈류가 원활해져 췌장 기능이 회복된다.

◼ 새우젓의 당뇨 예방과 치료

돼지고기에는 단백질과 함께 다량의 포화지방산이 들어있다. 반면 새우젓에 들어 있는 리파아제 성분은 포화지방의 소화를 돕는다. 즉, 돼지고기를 새우젓과 함께 섭취하면 포화지방을 빠르게 분해·흡수하므로 혈류가 원활해져 췌장 기능이 개선된다.

SBS가 건국대학교 동물생명과학대 이치호 교수팀에 의뢰하여 새우젓에 관한 실험을 진행했다. 돼지고기의 지방은 상온에서 응고되지만, 돼지고기에 새우젓을 넣은 실험에서는 지방이 응고되지 않았다. 그 이유는, 새우젓의 지방 분해 효소인 리파아제가 돼지고기의 포화지방을 분해하기 때문이다.

포화지방이 분해되면 혈류가 원활하게 되어 혈전 발생을 억제하므로 췌장 기능이 회복된다. 음식점에서 순댓국이나 편육 같은 육류의 식단에 새우젓을 함께 제공하는 것은 바로 그 때문이다.

▣ 구연산의 당뇨 예방과 치료

일본 나고야에 있는 도카이카쿠인대학에서 피실험자 3명에게 레몬즙을 마시게 하고 의자에 앉아 있게 하였다. 한 시간 뒤 레몬즙을 마시기 전과 후의 혈류 변화를 비교한 결과 혈류를 방해하던 혈전들이 많이 감소한 것으로 나타났다. 이러한 결과는 혈전 용해 효능이 탁월한 구연산 효과다. 혈전이 감소하면 췌장 세포에 산소와 영양이 충분히 공급되므로 췌장 기능이 회복된다.

구연산은 감귤류에 많이 들어 있으며, 특히 감귤 껍질에 다량 들어 있다. 귤껍질은 '진피'라는 한약재로 쓰이며, 혈전을 용해하여 주는 효능이 매우 탁월한 것으로 알려졌다.

▣ 감귤·레몬·유자의 당뇨 예방과 치료

노란색을 띠는 감귤에는 베타클립토키산틴 외에 다양한 항산화 성분이 있다. 감귤·레몬·유자에 들어있는 항산화 성분은 활성산소를 억제한다. 따라서 혈관과 지방세포의 산화를 막아 혈류를 개선한다. 혈류가 개선되면 췌장 세포에 혈액(산소와 영양)이 충분히 공급되어 췌장 기능이 개선된다.

2006년 시즈오카현의 주민 6,049명을 대상으로 조사한 결과, 하루에 귤을 네 개 이상 먹은 사람은 하루에 1/2개를 먹은 사람보다 전립선암이 40% 감소했을 뿐만 아니라 당뇨·심장병·고혈압·뇌졸중 등의 증세 완화 효과가 있었다. 당뇨병이 개선된 이유는 감귤에 들어있는 항산화 성분을 통해 혈류가 개선되어 췌장 기능이 회복된 결과다.

제주도 난지 농업연구소의 '감귤의 혈류 개선 효과에 관한 실험'에서 한 그룹의 실험용 쥐는 고지방 사료를 먹이고, 다른 그룹의 쥐는 헤스페르딘산(감귤 속의 항산화 성분)이 첨가된 고지방 사료를 2개월간 먹였다. 그 결과, 고지방 사료만 섭취한 쥐에 비해 감귤 사료를 함께 섭취한 쥐의 체중은 45%, 복부 지방은 55% 감소했다. 복부 지방이 감소하면 혈류가 개선되므로 췌장 기능이 회복된다.

또 농촌진흥청에서 '감귤 껍질의 콜레스테롤 수치 감소 효과에 관한 실험'을 하였다. 고지방 사료만 먹은 쥐 그룹과 고지방과 감귤 껍질을 함께 먹은 쥐 그룹의 혈중콜레스테롤 수치를 비교한 결과, 감귤 껍질을 함께 먹은 그룹의 혈중콜레스테롤 수치가 매우 많이 감소했다. 이는 감귤 껍질에 들어있는 베타클립토키산틴이 혈중 콜레스테롤을 분해한 결과다. 간세포를 촬영한 결과, 지방간 감소 효과도 많이 나타났는데 이는 감귤 속의 항산화 성분이 혈중지질을 감소시켰기 때문이다. 혈중 지질이 감소하면 인슐린 저항성은 물론 혈류가 개선되어 췌장 기능이 회복된다.

유자 한 개에 들어 있는 비타민C 함량은 150mg으로 레몬보다 무려 3배나 더 많다. 특히 유자 껍질에는 콜라겐 합성을 촉진하는 비타민C가 다른 감귤류에 비해 훨씬 많다. 또한, 유자는 비타민C 의 활성을 도와주는 헤스페리긴산(비타민P)이 풍부하여 비타민C 효과를 오래 유지해 준다.

농림축산식품부는 "유자 껍질이 체내 지방을 억제하는 효과가 매우 탁월하다."고 밝혔다. 육류섭취 시 유자 껍질도 함께 섭취하면 콜레스테롤이 감소하고 혈류가 개선되므로 당뇨 예방 및 치료 효과를 얻을 수 있다.

■ 버섯의 당뇨 예방과 치료

상황버섯, 말굽버섯, 잎새버섯, 능이, 꽃송이버섯, 표고버섯 등 모든 버섯류에는 베타글루칸을 비롯한 다양한 종류의 항산화 성분이 들어 있다. 항산화 성분은 혈중 활성산소 제거 및 지방을 분해·배출하여 췌장 기능을 회복시켜 준다.

대전대 한방병원 유화승 교수팀은 4~50대 남녀 3명에게 노루궁 뎅이버섯을 2주 동안 섭취시킨 결과, 콜레스테롤 수치와 혈당 수치 가 크게 개선되었다고 밝혔다.

MBC에 출연한 O오중(63세) 씨, 그는 40대 초반이던 시절부터 혈 당 수치가 500mg/㎗가 넘을 정도로 중증의 당뇨 환자였다. 그런데 어느 날 당뇨 수치가 '0'으로 나와 당뇨가 완치된 것으로 오해하 고 동료들과 함께 술을 먹던 중 쓰러졌다. 알고 보니 당 수치가 너 무 높아 측정기의 측정 한도를 넘어 '0'으로 나타난 것이다. 그 일 이 있었던 후 그는 당뇨에 대한 위기의식을 갖고 치료 방법을 찾던 중 상황버섯이 당뇨에 좋다는 말을 듣고 상황버섯을 달여서 꾸준 히 섭취해 왔는데 20여 년이 지난 지금은 정상혈당을 회복하였다.

상황버섯에는 항산화 성분인 베타글루간 및 히스티딘이 풍부한 데, 항산화 성분이 활성산소를 줄여주고 중성지방을 분해하므로 혈 류가 개선되어 췌장 기능이 회복된 것이다.

■ 감과 감잎차의 당뇨 예방과 치료

국제 학술지인 영양생활화학저널(ECI)은 "감은 콜레스테롤 저하 에 효과적이며, 항동맥경화 효과가 있다."고 밝혔다. 콜레스테롤이 줄어들고 동맥경화가 개선되면 혈류가 개선되어 췌장 기능이 회복된다. 또한, 감의 탄닌 성분이 혈소판 응고를 막고 혈전 발생을 억제하므로 혈류가 개선되어 췌장 기능이 회복된다.

▣ 식이섬유의 당뇨 예방과 치료

식이섬유는 각종 노폐물·지방·중금속·환경호르몬 등 유해 물질의 체내 흡수를 막는다. SBS 스페셜에 출연한 O의철(의사) 씨는 건강을 위해 3년 동안 동물성 식품을 멀리하고 식이섬유가 풍부한 현미와 채식을 하고 있다. 체내 환경호르몬 잔류량과 배출량을 분석한 결과 현미와 채식을 실천한 O의철 씨는 대조군(일반식)보다 환경호르몬 배출량이 월등히 높았고 체내 환경호르몬의 양은 상대적으로 적었다.

식이섬유를 통해 환경호르몬이 배출되면 활성산소의 발생이 억제되므로 췌장 기능이 개선된다.

❖ 항산화 식품의 당뇨 치유 원리 ❖

체내 활성산소가 발생하면 혈관이 산화되어 혈류장애가 발생하고 지방세포의 산화로 동맥경화가 발생할 뿐만 아니라 과산화지질이 발생하여 혈액순환은 더욱 나빠진다.

항산화 성분은 활성산소의 발생을 억제하므로 동맥경화 및 혈액순환 장애 예방에 도움이 된다.

우리 몸에서는 산화 방지를 위해 SOD 효소(슈퍼옥사이드 디스뮤타아제), 카타라아제, 글루타싸이온, 퍼록시타제와 같은 항산화 효소가 만들어진다. 노화가 진행되면서 인체의 생리활성이 감소하면 항산화 효소도 감소하므로 세포의 산화를 막기 어렵다. 하지만 항산화 식품을 충분히 섭취하면 활성산소로 인한 혈류장애를 예방하고 인슐린 저항성이 낮아져 췌장 기능이 개선된다.

항산화 성분은 제철 과일과 신선한 채소에 많다. 토마토의 리코펜, 당근의 베타카로틴, 오디와 블루베리의 안토시아닌, 레몬의 비타민C, 시금치의 코엔자임, 적포도주의 라스베라트롤, 고추의 캡사이신, 콩의 이소플라본은 대표적 항산화 성분이다.

| 저혈당의 증상과 원인 및 대응책 |

■ 고혈당은 모세혈관을 막아 합병증을 유발하지만, 저혈당은 뇌세포의 기능을 정지시키므로 쇼크사 할 수 있다. 당뇨 환자는 세포에서 당을 충분히 흡수하지 못하기 때문에 세포가 기아 상태에 노출되기 쉽다. 설상가상으로 식사를 거르거나 과도한 운동으로 혈당이 낮아진 상태에서 혈당을 낮추는 약을 먹으면 매우 위험해질 수 있다.

저혈당에 노출되면, 어지럼증이나 구토, 울렁거림 등의 증상이 나타나며 판단력이 흐려지고, 정신이 혼미해진다. 저혈당은 고혈당보다 매우 위험하므로 저혈당의 원인을 이해하고 저혈당 위험에 노출되지 않도록 주의해야 한다.

저혈당의 원인 및 대처 방법을 알아보자.

첫째, 활동량보다 식사량이 적거나 식사를 거른 경우

당뇨 환자가 외출이나 산행 등을 하면서 예기치 못하게 식사를 거르는 경우가 발생할 수 있다. 식사량보다 당 소비량이 많아지면 저혈당 위험에 노출될 수 있다.

따라서 당뇨 환자가 외출할 때는 초콜릿이나 사탕, 과일주스 등을 휴대하여 저혈당 위험에 대비하여야 한다. 또한, 저혈당이 우려되거나 저혈당 증상이 나타날 때는 혈당 강하제를 복용해서는 안 된다.

둘째, 혈당 수치보다 혈당강하제를 너무 강하게 사용하는 경우

당뇨 환자는 의사의 처방에 따라 혈당강하제를 먹지만, 혈당강하제는 시시각각으로 변화하는 혈당 수치에 제대로 대응하지 못한다.

따라서 강력한 혈당강하제를 사용하면 저혈당에 노출되기 쉽다. 이러한 사실을 고려하여 당뇨환자는 식사량이나 운동량, 그리고 약 복용 시간을 잘 지켜서 혈당강하제를 복용하는 것이 바람직하다.

셋째, 음주 후에는 저혈당 증세가 나타날 수 있다.

알코올은 포도당 합성을 방해한다. 따라서 음주하면 저혈당에 노출될 수 있다. 그러므로 당뇨 환자는 절대적으로 과음해서는 안 되며, 음주 후에는 당뇨약 복용량을 반드시 줄여야 한다.

만약 과음한 경우라면 혈당 강하제를 일시 중단하는 것이 좋다.

넷째, 다른 약물을 복용한 경우

감기약 혹은 스테로이드제와 당뇨약을 동시에 섭취하면 과도한 활성산소 발생으로 소화 기능이 떨어지므로 저혈당 증세가 나타날 수 있다. 당뇨약을 복용하는 경우에 다른 약도 함께 먹으려면 반드시 전문가(의사)의 지시에 따라야 한다.

제9부
당뇨 치유 자기 기획

당뇨는

약이 아닌 섭생을 바꾸어 실천해야 치유할 수 있다.

자신에게 맞는 방법을 선택하여

체계적으로 실천해야 한다.

| 당뇨 치유 실천 계획 |

■ 당뇨 진단을 받으면 주치의에게 2형, 1.5형, 1형 중에서 어느 유형인지 정확하게 알려달라고 해야 한다. 즉 일시적으로 혈당만 높아진 것인지, 인슐린을 제대로 활용하지 못하는 상태인지, 췌장 기능이 떨어진 것인지를 정확하게 알고 자신에게 맞는 처방을 받아야 한다.

과식이나 운동 부족으로 혈당이 일시적으로 높은 것이라면 식사량을 줄이고 운동량을 늘리면 곧바로 해결된다. 약이 필요 없다는 얘기다.

인슐린 저항성에 문제가 있는 2형 당뇨에 해당하면 '당뇨의 원인' 편에서 언급한 대로 운동과 식이(식사종류, 식사량) 조절과 더불어 혈류를 개선하는 처방을 받아야 한다. 췌장 기능에 이상이 발생한 경우(1형 및 1.5형)는 췌장 기능을 회복시켜야 하므로 다음과 같이 철저한 계획을 세워서 치유해야 한다.

다음은 1.5형 및 1형 당뇨 환자가 실천해야 할 내용이다.

■ 당장 할 수 있는 것은 바로 실천하라.

과식 · 흡연 · 과로 · 스트레스 · 오염된 환경 등을 피하고, 기름지거나 튀긴 음식 대신에 항산화 식품을 섭취하고 유산소 운동과 같은 당뇨 치유에 도움이 되는 처방은 즉시 실천하라. 그리고 충분한 물과 녹차처럼 혈류 개선에 좋고 가격이 저렴하고 섭취하기 간편한 기호식품을 선택하여 수시로 자주 마시는 것도 바람직하다.

■ 잘못된 생활방식을 분석하라.

"운동을 열심히 해서 당뇨에 걸릴 이유가 없는데 내가 당뇨라니 도무지 이해가 안 된다."는 환자들이 적지 않다. 그러나 운동만 열심히 한다고 해서 당뇨로부터 자유롭게 되는 것이 아니다.

당뇨병은 운동과 식이 이외에도 자신이 알지 못했을 뿐 반드시 당뇨에 걸릴만한 생활을 했기 때문에 발병하는 것이다. 당뇨에 걸리는 이유는 운동 부족이나 과식만이 전부가 아니라는 얘기다.

당뇨병은 운동 부족과 식사의 양 이외에도 식단을 비롯하여 생활 습관 및 정신적인 요인들이 종합적으로 영향을 미쳐 나타난 결과다. 흡연이나 태운 고기 혹은 포화지방 섭취, 항산화 식품을 멀리했거나 지속적인 스트레스와 과로, 그리고 주변 사람들과의 원한

관계 등 나름의 분명한 이유가 있다.

따라서 자신의 생활방식 중에서 무엇이 잘못되었는지 분석하고 잘못된 생활을 바꿔야 당뇨를 치유할 수 있다.

■ 생활개선 계획을 세운다.

당뇨환자는 당뇨에 걸릴 수밖에 없는 생활을 했기 때문에 당뇨에 걸린 것이므로 반드시 잘못된 생활방식을 바르게 바꾸어야 한다. 즉, 혈류를 개선하여 췌장에 산소와 영양이 충분히 공급되도록 하는 방법이어야 한다.

앞서 언급한 내용을 포함하여 정리하면,

첫째, 충분한 산소를 흡입한다.

산소가 부족하면 혈구들이 들러붙어 결국 혈전이 발생한다. 따라서 실내 환기, 복식호흡, 유산소 운동, 공기가 맑은 곳에서 생활하기 등 실내 환경 및 실외에서의 생활환경도 철저하게 바꾸는 계획을 세워야 한다. 또한, 실내 혹은 실외 운동에 관한 생활개선 계획을 세워서 자신의 체력과 환경에 맞는 규칙적인 운동으로 더 많은 산소가 체내에 공급되도록 해야 한다.

둘째, 주방기기를 바꾼다.

코팅 프라이팬, 플라스틱 주방기기 등은 환경호르몬으로 인한 활성산소를 유발하므로 스테인리스나 유리 제품으로 교체해서 사용하는 것이 바람직하다.

또한, 일산화탄소를 발생시키는 가스레인지보다는 실내 공기 오염을 유발하지 않는 인덕션 사용이 바람직하다. 여의찮다면 창문을 열고 환기하면서 사용하는 것이 바람직하다.

셋째, 식단을 개선한다.

중증 당뇨 환자는 소화기 기능 저하로 소화 흡수력이 많이 떨어져 있는 상태다. 따라서 영양소를 고려한 식단을 계획하는 것이 필요하다.

가능하면 열량이 높은 동물성 지방이나 혈당지수가 높은 식품을 제한하는 것이 좋다. 가공식품이나 굽거나 튀긴 음식을 최대한 줄이고, 신선한 채소와 과일 등 항산화 성분이 많은 식품을 충분히 섭취한다.

특히 육식을 할 경우에는 지방분해 효소가 들어 있는 새우젓이나 양파·마늘·생강·채소·제철 과일을 함께 섭취하는 것이 좋다.

매일 식단을 계획하기 어려우면 최소한 어떤 식품은 제한하고 어떤 식품을 더 섭취할 것인지라도 정해야 한다. 기본적으로 균형 잡힌 식단을 작성하되 동물성 지방이나 오메가6 섭취를 줄이고 현미와 잡곡 및 뿌리채소처럼 식물성 미네랄이 풍부한 식단을 구성하는 것이 좋다.

또한, 들기름이나 아마씨유·등푸른생선·미꾸라지 등 불포화지방산이 많은 식품을 골고루 섭취한다. 소화 흡수력이 떨어진 경우 숙성 식품이나 발효식품을 섭취하면 영양 흡수에 큰 도움이 된다.

■ 당뇨 치유 식약재를 섭취한다.

일상적으로 식단을 통해서 당뇨를 치유하는 것이 가장 바람직하지만, 효과를 보기까지는 많은 시간이 걸리므로 의지가 약해질 수 있다. 따라서 일반 식단 외에 강력한 효능을 지닌 식약재를 함께 섭취하는 것이 좋다.

식약재는 음식처럼 장기 복용할 수 있는 식약재와 약성이 조금 더 강한 약초로 나뉘는데, 약성이 강하면 대체로 독성도 있으므로 가능하면 독성이 약한 식약재를 사용하는 것이 좋다.

예를 들면, 일상생활에서 식품으로 섭취할 수 있는 녹차·마늘·양파·생강·우엉·당귀·인삼·여주·뽕나무·돼지감자 등은 독성이 거의 없으며 효능도 검증된 식품이다. 이러한 식품은 장기간 복용하더라도 간에 부담이 없을 뿐만 아니라 구하기 쉽고 비용도 저렴하다는 장점이 있다.

　그래도 자신 없으면 약초 전문가 혹은 한의사와 상담하여 결정하는 것도 좋은 방법이다.

| 식약재 선정 프로그램 |

■ 한의학에서는 흐름이 정체된 혈액을 어혈이라고 한다. 어혈은 혈액순환을 방해하여 암·고혈압·당뇨 등 만병의 원인으로 작용한다. 몸에 쌓인 어혈을 제거할 수만 있다면 많은 질병을 치료할 수 있다. 환자별로 어혈이 생기게 된 원인이 무엇인지 분석하고, 그 원인 요소를 제거하는 치료 성분을 알아내어 처방할 수 있다면 진정한 의미에서의 당뇨 치유 방법이라 할 수 있다.

어혈의 원인별 약재에 대하여 표준화하는 것은 국가 기관이나 대규모 연구소 수준이 아니면 매우 어려운 일이다. 게다가 의학 분야별로 얽힌 이해관계와 비용, 연구 기간 등을 고려할 때 그러한 연구 결과를 기대하기는 더욱 어려운 것이 현실이다. 따라서 각자가 임상 시험을 하여 자신에게 맞는 약초를 찾아내야 한다.

즉, 당뇨를 극복한 사례가 있는 약재를 모으고, 그중 자신에게 효과가 있는 약재를 찾아내면 가능하다. 임상이라고 하면 거창해 보이겠지만, 이미 나름의 검증된 식약재 중에서 선택만 하는 것이므로 자신에게 맞는 식약재를 찾는 것은 그리 어려운 일도 아니다.

환자 개개인이 자신에 맞는 식약재를 선정하는 방법을 알아보자.

■ 식약재 선정 단계

1st : 당뇨를 극복한 사례자를 찾아라.

의학계에서는 당뇨를 치료하는 정통한 방법을 제시한 바 없으므로, 당뇨병 극복에 대하여 가장 잘 아는 사람은 어찌 보면 의사가 아니고 당뇨병을 스스로 치유한 경험자일 것이다. 그들이 경험을 통해 추천하는 식약재는 당뇨를 극복하는 과정에서 시행착오를 통해 최종적으로 얻은 결과이므로 매우 가치 있는 정보다.

다수의 사례가 있다면 어느 정도의 신뢰성을 담보할 수 있으며 그대로 따라 하는 것만으로도 효과를 기대할 수 있다.

2nd : 기전을 확인한다.

누군가가 당뇨를 치료했다는 것이 사실일지라도 주장하는 그 방법만으로 효과를 보았다고 단정할 수는 없다. 왜냐하면, 당뇨를 극복하는 과정에서 어떤 약초나 특정 처방을 한 것이 사실이라고 해도 사례자가 주장하는 방법 이외의 다른 방법을 병행했을 수 있기 때문이다.

따라서 "어떤 것을 먹고 당뇨를 극복했다."고 한다면 그 기전을 알아야 한다. 즉, 그 식약재에 들어있는 성분이 무엇이며 어떤 성분이 어떤 기전으로 당뇨를 치료했는지 그 메커니즘을 알아야 하는 것이다.

기전 또한 단순하게 어떤 성분 때문이라는 주장만으로는 부족하다. '그 약재에 들어있는 특정 성분이 인체에 어떻게 작용하여 당뇨가 치료되는지'를 구체적으로 알아야 한다. 메커니즘이 분명하지 않다면 그 식약재가 아닌 다른 이유로 인해 당뇨가 치료되었을 가능성도 배제할 수 없기 때문이다.

기전은 원인을 정확히 알았을 때만 밝힐 수 있으므로 해당 식약재가 당뇨 치료에 도움이 된 것이 사실이더라도 원인을 모른다면 기전을 밝히지 못할 수도 있다. 이러한 경우에는 다수의 사례와 실험 결과가 있다면 신뢰해도 무방하다.

3rd : 평가한다.

당뇨 효능이 있는 각각의 식약재에 대한 당뇨 치유 효능에 대한 평가를 통해 자신에게 맞는 식약재를 결정한다.

4th : 자신의 기호에 맞는 것을 택하라.

기호에 맞는 식약재도 있지만, 식약재에 따라 먹기가 매우 불편한 것도 있다. '천마'는 어혈을 분해하는 효능이 탁월하여 뇌경색이나 뇌종양은 물론 당뇨에도 큰 효과가 있지만, 냄새가 고약하여 비위가 약한 환자가 장복하기엔 불편할 수 있다. 여주 역시 당뇨 치유에 매우 효과적인 약재이지만, 맛이 매우 써서 장기간 복용하기에는 불편한 식약재다. 식약재 특유의 맛이나 향 때문에 비위가 약해서 먹는 것 자체가 어렵다면 그것 또한 스트레스로 작용한다.

따라서 상당한 기간 먹어야 하는 만큼 자신의 기호에 맞는 약재를 선택하는 것이 중요하다. 부득이한 경우가 아니라면 자신의 기호에 맞는 식약재를 선택하는 것이 좋다.

5th : 저렴하고 구하기 쉬운가?

당뇨 치료를 위한 약재로 손색이 없다고 하더라도 구하기 쉬워야 한다. 산삼처럼 매우 비싸고 구하기 쉽지 않다면 한두 번은 모르되 장복하기 어렵다.

우리나라에는 산삼에 버금가는 약초가 산과 들에 아주 많다. 길에서 흔히 밟히는 질경이부터 잡초로 골치 아픈 쇠비름과 환삼덩굴 등 당뇨에 좋은 약성을 가진 풀들이 많다.

이러한 약재들은 조금만 관심을 가지면 비용을 들이지 않고도 구할 수 있으므로 특정한 식약재만 집착하지 말고 선택의 폭을 넓히는 것이 좋다.

6th : 준비가 쉬워야 한다.

식약재는 준비 과정이 불편하지 않은 것이 좋다. 준비하는 데 시간이 오래 걸리고 절차가 복잡하면 지칠 수 있다. 바로 먹을 수 있으면 가장 좋고 한 번 정도 달여 먹는 것이라면 무난하다. 그렇지 않으면 발효 과정을 거쳐서 한 번에 많은 양을 만들어 놓고 장기적으로 섭취하는 것도 좋은 방법이다.

7th : 자신의 체질에 맞을 것

체질은 여러 가지로 나뉘는데 식약재를 선택할 때 고려해야 할 것은 냉성 체질인지, 아니면 열성 체질인지를 구분하는 것이 중요하다. 체질이 냉성이면 냉성의 약재보다 열성의 식약재를 선정하는 것이 바람직하다. 반대로 열성 체질을 가진 사람은 그 반대의 식약재를 선정하는 것이 좋다

8th : 시험적용

임상 과정을 거친 식약재라도 개인별로 효과나 차이가 있을 수 있으므로 자신에게 맞는지 임상 시험을 해보아야 한다.

먼저 제1순위의 식약재를 통해 간략한 임상 시험을 한다. 임상 시험 결과 호전반응(혈당수치 혹은 인슐린 저항성 변화)이 나타나면 해당 식약재를 주된 식약재로 정하여 규칙적으로 섭취한다.

기본적인 효능은 혈당을 통해 판단하되 중·장기적으로는 인슐린 저항성이나 펩타이드 검사를 통해 효능을 확인할 수 있다.

약성이 강한 식약재는 독성도 함께 갖고 있는 경우가 많으므로 장기간 섭취할 때는 한의사의 도움을 받는 것이 안전하다.

제10부
당뇨 치유 사례와 기전

많은 당뇨 환자가 자연치유 되고 있다.

치유 방법은 환자마다 다르지만

결국 췌장 세포에

산소와 영양을 충분히 공급한 결과다.

누구에게나 같은 효과가 나타나는 것은 아니다.

사례에 소개된 방법뿐만 아니고

운동 및 식이요법을 반드시 병행해야 한다.

| 운동을 통한 치유 사례와 기전 |

■ KBS에 출연한 바 있는 O상옥(53세) 씨, 그는 1984년 27세의 젊은 나이에 중증 당뇨 판정을 받았다. 하지만 젊다는 이유로 당뇨를 제대로 관리하지 않다가 45세가 되었을 때는 시력을 거의 잃어 앞이 전혀 보이지 않게 되었다.

당시의 공복 혈당은 정상인의 3배가 넘는 369mg/dℓ로 췌장 기능이 크게 훼손된 상태였다. 그는 '이제는 죽음뿐이다.' 라고 생각했지만, 병원에서 퇴원 후 유산소 운동과 철봉 및 평행봉을 각각 30분씩 매일 1시간 이상 꾸준히 운동했다. 운동뿐만 아니고 녹황색 채소와 두부, 청국장, 그리고 채식 및 100% 현미식으로 식단을 바꿨다.

그 결과 근육량은 30.8로 높은 상태가 되었고, 체지방률은 10.5로 평균보다 낮은 수준이 되었다. 또한, 체중이 16kg 줄었고, 최대 산소 섭취량은 평균치(32.5)보다 1.5배(54.7) 높아졌다. 그는 현재 당뇨약을 복용하지 않아도 공복혈당이 100mg/dℓ 이하로 정상을 유지하고 있다. 운동을 통해 췌장 기능이 회복되고 식단 관리로 혈당이 높아지는 것을 예방한 결과다.

핀란드 헬싱키의 마이오 시보넨(74세) 여사. 그녀는 당뇨병에 걸린 지 35년이 되었지만, 전혀 약물치료를 하지 않고 채식으로 구성된 식단과 저지방 우유 및 과일 주스를 먹는다. 그리고 돼지고기 대신에 닭고기와 잡곡밥을 섭취하고, 유산소 운동을 꾸준히 하여 건강을 회복한 사례다.

KBS에 출연한 O상준 씨는 혈당이 264mg/dℓ였고, 당뇨 합병증으로 망막증 수술까지 받았다. 그러나 운동 몇 개월 만에 그는 정상 혈당수치 98mg/dℓ를 회복하였다. 운동하지 않은 날의 혈당은 98/112 mg/dℓ(공복/식후 2시간)였으나, 운동한 날은 92/81mg/dℓ(공복/식후 2시간)로 운동한 날과 하지 않은 날의 혈당 수치가 차이를 보였다.

KBS 뉴스에 방송된 재일교포 O이주(65세) 씨는 치아가 모두 빠질 정도로 중증의 당뇨병이었다. 그가 1형인지 2형인지 밝히지는 않았으나 증상으로 보아 1형(성인) 당뇨로 보인다. 그는 지속적인 운동(마라톤)으로 당뇨를 완치한 장본인이다. 마라톤 전 구간을 97회나 완주

했을 뿐만 아니라 미국 LA에서 뉴욕까지 5,000km를 95일 만에 횡단한 그는 운동으로 당뇨를 완치하였다.

운동을 통해 혈당을 충분히 소모하고 근육량을 늘려 근육세포에 많은 당을 저장하여 혈당이 높아지는 것을 예방하고, 충분한 물 섭취를 통해 땀으로 노폐물을 배출할 수 있었다. 그로 인해 혈액이 맑아져 충분한 산소와 영양이 공급되어 췌장이 제 기능을 다할 수 있었던 것이다.

광주광역시의 O근태(48세) 씨, KBS 출연자인 그는 33세 때 당뇨에 걸려 혈당이 380㎎/㎗까지 치솟았다. 돼지고기 6인분을 한 번에 먹을 정도로 대식가였으며 몸무게는 100kg에 허리는 42인치나 되었다.

당뇨라는 사실을 알고도 그대로 두었다가 안구 망막증, 폐결핵, 협심증 등 각종 합병증에 시달렸고 숨이 차서 남들처럼 등산도 제대로 할 수 없을 정도로 체력은 극도로 악화하였다. 등산 도중 울기도 하고 토하기도 했다.

좌절감으로 한때 죽음까지 생각했으나 운동만이 당뇨를 극복할 수 있는 방법이라고 생각하고 식이요법과 자신에게 맞는 운동법을 찾기 위해 각종 운동을 시작했다. 그는 인슐린 펌프를 착용하고 운동할 만큼 운동광이 되었다. 심지어는 그는 현재 유달산을 단숨에 오를 만큼 체력이 좋아졌고 혈당은 정상을 유지하고 있다.

당뇨 합병증으로 절망감에 빠졌던 그를 살려준 것은 바로 운동이었다.

KBS 출연자인 O강춘(41세) 씨는 체중 94kg, 총콜레스테롤 232, 중성지방 555로 심각한 고지혈증이었다. 그는 군 생활 이후 운동을 전혀 하지 않은 것이 당뇨의 원인이라고 판단하고 운동을 시작했다.

처음에는 가벼운 걷기운동을 하였다. 무리가 가지 않도록 하체 근육 운동과 달리기 운동을 30분간 하고, 근육량을 늘려 기초 대사량을 높이기 위해 윗몸일으키기를 비롯한 근력운동을 병행했다. 그러자 체중은 2.3kg 감소했고, 콜레스테롤 수치는 232에서 217로, 중성지방은 555에서 337로 크게 낮아졌으며 피하지방은 3%, 내장지방은 7% 감소하였다. 이러한 변화는 당뇨 예방에 큰 효과가 있다.

이비인후과 의사인 O병일(63세) 씨, 그는 처음에 몸이 가렵고 귀에서 "삐~" 소리가 들릴 정도로 심한 이명 증상이 나타나 자기 몸에 뭔가 이상이 있다는 사실을 깨달았다. 그는 집에서 마시는 생수가 원인이라고 생각하고 생수를 바꾸어 보았다. 그러나 증세가 호전되지 않아서 집에서 키우는 강아지 때문이라는 생각을 하고 강아지를 치워보았지만, 그러한 증상은 해소되지 않았다.

증상을 개선하지 못한 상태로 몇 년을 지나다 보니 체중이 10kg 이나 빠져서 병원진단을 통해 공복 혈당 수치가 320㎎/㎗까지 높아진 중증 당뇨라는 사실을 알게 되었다. 자신에게 당뇨병이 발생한 원인을 곰곰이 분석한 결과 의사라는 직업적 특성상 창살 없는 감옥과 같은 생활 속에서의 스트레스와 운동을 전혀 하지 않았기 때문임을 알게 되었다.

그는 3일 동안 입원했으나 퇴원 후에는 약을 끊고, 운동과 식이요법을 시작했다. 그리고 과거에는 하지 않던 등산을 시작했다. 의사라는 직업상 자유롭게 운동하기 어려운 점을 고려하여 진료를 보는 동안에도 점심시간을 활용하여 운동했다. 또한, 아내와 함께 9년간 댄스 스포츠와 소식 실천, 그리고 과일과 채식 등으로 섭생을 바꾸어 10년 만에 당뇨를 극복할 수 있었다.

운동과 식이조절을 통해 혈당이 높아지는 것을 예방하고 스트레스를 해소하고 활성산소를 줄여 췌장 기능을 회복한 것이다.

공복혈당이 지나치게 높은 경우(대략 250㎎/㎗ 이상)는 전문가의 도움을 받아 인슐린 혹은 혈당강하제 투여를 고려해야 한다. 당뇨 환자가 운동하는 동안 체력이 고갈되면 위험하므로 반드시 자신의 체력에 맞는 방법을 선택해야 한다. 자신 없으면 스포츠 클리닉의 도움을 받아 결정하는 것이 좋으며, 운동하는 동안에는 저혈당을 막기 위해 당분을 보충해야 한다.

당뇨 치료에 있어서 운동은 필수다. 다른 방법(다양한 식이요법)으로 당뇨를 치료했다고 말하는 사람들도 대부분 운동요법을 병행하였다.

| 식단을 통한 치유 사례와 기전 |

■ 현미 · 채식과 팥의 다양한 미네랄

하루 300명 이상의 환자를 돌보는 송파구의 양 한방 가정의학과 전문의 O철수 원장은 어느 날부터 머리가 아프고, 니글거리고, 구토 증세를 느꼈다. 검사 결과 그의 공복혈당 혈당 수치가 210mg/dℓ 이나 되는 중증 당뇨라는 사실을 알고 당뇨를 치유하기 위해 음식에 대한 관심을 갖게 되었다.

그는 현미 잡곡밥과 채식 그리고 팥밥, 팥차, 수수팥떡 등이 자신의 당뇨를 치료해 줄 것이라는 확신을 하고 꾸준히 섭취하여 마침내 당뇨를 완치했다.

그가 주식으로 섭취한 현미와 잡곡에는 생리활성과 대사를 돕고 세포의 산화를 방지하는 철분 · 칼슘 · 칼륨 · 인 · 비타민A · 비타민B$_1$ 등 미네랄이 매우 풍부하다. 또한, 팥에 풍부한 사포닌과 폴리페놀은 항산화물질로서 활성산소와 과산화지질, 혈전 등이 쌓이는 것을 막아 주므로 인슐린 저항성을 개선하고 췌장 기능 회복에 효능이 있다.

■ 현미밥의 미네랄

SBS 좋은 아침에 출연한 O상영 의사는 40대 초반에 온몸에 옴이 발병하고 운동할 때 공이 두 개로 보이는 시각 이상 증상을 느꼈다. 그는 부부 의사였지만 체중이 10kg이나 빠질 때까지 당뇨라는 사실을 인식하지 못했다. 그 후 시신경마저 마비된 상태에서 문제의식을 갖고 병원에서 검사한 결과 혈당 수치가 300mg/dℓ가 넘는 중증 당뇨라는 사실을 알게 되었다.

이후 주식을 현미로 바꾸자 300mg/dℓ까지 높았던 혈당 수치가 바로 150mg/dℓ로 떨어졌다. 현미밥의 다양한 미네랄이 세포의 산화를 막고 혈당을 낮춰 당뇨를 치유한 것이다.

■ 수수의 글루코스

MBN 출연자인 경북 예천의 O영기(65세) 씨, 그는 혈당 수치가 300~400mg/dℓ이나 되는 중증 당뇨로 약을 먹어도 쉽게 혈당이 떨어지지 않았고 인슐린 주사를 맞았지만, 당뇨 합병증과 함께 건강은 점차 악화하였다. 조금만 일을 해도 등에서 식은땀이 흘러내렸고 걷지도 못할 정도로 기력이 없어 늘 가만히 누워있어야만 했다. 그는 인슐린을 맞고 약을 먹어도 당 수치가 떨어지지 않게 되자, 병원 치료를 포기하고 시골로 내려와 공기 좋은 자연에서 채취한 음식을 먹기 시작했다. 그 후 1년 만에 혈당 수치가 정상으로 회복되어 인슐린 주사는 물론 당뇨약을 끊게 되었다.

그의 당뇨를 고쳐준 것은 흔히 붉은 밥이라고 부르는 수수였다. 그 마을 주민 중 약 80%가 조상 대대로부터 붉은 밥을 먹어 왔는데, 마을 주민 중 당뇨·고혈압·고지혈증 환자가 전혀 없다고 한다.

수수의 글루코스 성분은 혈중지질을 분해하므로 혈류를 개선하고, 탄닌 성분은 중성지방을 줄여 혈류를 개선하므로 췌장 기능을 회복시켜 준다. 또한, 도정을 하지 않은 수수의 종피 부분에는 항산화 성분인 플라보노이드와 폴리페놀 화합물이 풍부하여 활성산소의 발생을 억제하므로 췌장 기능을 개선하는 효능을 가지고 있다.

농촌 진흥청에서는 수수의 효능을 인정하여 당뇨 기능성 식품으로 인정한 바 있다.

■ 숙성 현미의 다양한 영양소 흡수

O영현(63세) 씨, MBN 출연자인 그는 손목 연골이 닳아 없어진 상태에 전신이 붓고, 자고 일어나면 턱관절이 부어서 입을 다물 수조차 없었다. 진단 결과는 류머티스성 관절염이었으며 그 후 통증이 온몸으로 퍼져 일상생활이 불가능한 상태였다.

그는 통증을 해소하기 위해 스테로이드제를 섭취하였다. 이 약을 먹고 통증은 사라졌지만, 공복혈당이 331mg/dℓ까지 높아졌고, 심할 때는 500~600mg/dℓ까지 올라갔다. 당뇨 합병증으로 발바닥이 붓고 발톱이 무너져 내리고 감각마저 떨어졌으며 쇼크가 올 정도의 중증 당뇨로 인슐린 주사를 맞아야만 했다.

필자가 보건대 그가 당뇨에 걸린 이유는 류머티스성 관절염약으로 사용한 스테로이드제를 장기간 복용했기 때문이다. 스테로이드제를 사용하면 활성산소가 발생하여 혈류가 나빠지므로 인슐린 저항성이 높아지고 췌장 기능은 떨어진다.

그는 혈당을 낮추기 위해 병원 처방에 따라 인슐린 투여는 물론 약을 꾸준히 먹었으나 혈당이 좀처럼 잡히지 않았다. 결국, 병원 처방으로는 당뇨를 극복할 수 없다는 사실을 깨닫고 자기만의 치료 방법으로 숙성 음식을 만들어 섭취하기 시작했다.

숙성 현미를 1년간 먹은 후 진통소염제 및 스테로이드 제제는 물론 당뇨약도 하루 세 알에서 이제는 하루 한 알만 먹고 있다. 혈당 역시 식후 2시간 146mg/dℓ(정상 140mg/dℓ)로 정상을 유지하고 있다.

그는 앞으로 한두 달 후에는 당뇨약을 모두 끊게 될 것을 확신하고 있다.

그가 소개한 숙성 현미를 만드는 방법은, 현미를 깨끗이 씻은 후 수분이 마르지 않도록 채반 위에 면포를 깔고, 그 위에 물로 씻은 현미를 얇고 고르게 편 후 면포로 덮는다. 그 후 약 48시간 동안 4~5시간 간격으로 물이 마르지 않게 현미에 물을 충분히 뿌려준다.

물에 계속 담가서 발효시켜도 되지만, 그는 부패를 막기 위해 12시간마다 한 번씩 새 물로 바꾸어 주어야 한다고 소개한다. 겨울에는 이틀, 여름엔 하루 정도면 2~3mm 정도의 싹이 올라온다. 이 정도 자란 것을 숙성 현미라고 하며 더 자라면 발아 현미가 된다.

그는 숙성 현미를 비닐 팩에 담아 냉동실에서 2시간 정도 급냉하여 표피만 살짝 얼리는 방법으로 2차 숙성시켜서 유효성분이 잘 빠져나오게 하여 먹었다. 현미를 숙성시키면 단백질 · 칼슘 · 비타민B$_2$ · 가바 등이 2~3배 증가하는 것으로 알려졌다.

밥을 지을 때는 밥솥에 뜨거운 물을 붓는데, 그 이유는 얼어있

는 쌀이 뜨거운 물에 닿을 때 온도 차에 의해 분해되도록 하는 것
이다. 그러면 표피가 분해되어 식감이 부드러워지고, 유효한 성분이
소화 · 흡수되기 쉬운 상태로 된다. 즉, 표피 안에 들어 있는 섬유질
과 각종 미네랄 및 항산화 성분이 충분히 빠져나오므로 오래 씹지
않아도 쉽게 흡수된다.

현미에는 각종 미네랄과 영양분이 많지만, 일반 현미밥은 최소
40회 이상 씹어야 소화 · 흡수된다. 하지만 숙성 현미밥은 일반 백
미 밥을 먹을 때처럼 오래 씹지 않아도 유효성분이 쉽게 흡수된다.

■ 야콘의 이눌린과 프락토올리고당

MBN 천기누설 출연자인 O대순(80세, 여) 씨, 그녀는 수년 전 아무
리 물을 먹어도 갈증이 해소되지 않았다. 병원에서 검사한 결과 혈당
수치가 500㎎/㎗까지 높아져 족부 괴사의 위험성을 내포한 중증 당
뇨였다. 하지만 지금은 혈당 수치가 130~140㎎/㎗으로 거의 정상
을 되찾았다.

그녀의 당뇨를 극복하게 한 것은 야콘이라는 식품이다. 야콘에
는 이눌린과 프락토올리고당과 같은 생리 활성물질이 많이 함유되
어 있다.

이눌린은 다당체의 일종으로 중성지방을 분해하는 효능이 뛰어

나 혈류 개선을 통해 췌장 기능을 회복시켜 준다.

프락토올리고당은 양파 · 우엉 · 마늘 · 바나나 · 버섯 등에 많이 함유되어 있으며 단맛을 내는 천연 감미료 성분이다. 프락토올리고 당은 장 내에서 유산균의 수를 늘려 배변을 촉진하고, 혈액 내 콜레스테롤 대사를 돕는다. 따라서 혈액순환이 촉진되므로 췌장 기능이 개선된다.

야콘은 저장 기간이 길어질수록 프락토올리고당은 감소하고 과당이 증가하므로 제철에 요리해서 먹는 것이 바람직하다. 야콘은 감자, 고구마와 달리 전분이 없는데, 수확 후 15일 동안 숙성시키면 아삭하고 단맛이 난다. 또한, 열량이 낮고 수분 함량과 과즙이 풍부하다.

이상에서 본 당뇨를 치유한 방법은 사례자 각자가 주장하는 내용이므로 앞에서 서술한 다양한 당뇨의 원인 요소를 분석하여 실천하면 더욱 큰 효과를 볼 수 있을 것이다.

| 식약재를 통한 치유 사례와 기전 |

▣ 여주의 베타카로틴

MBN에 출연한 O순이 씨는 젊은 시절부터 궂은 농사일을 하며 혼자서 5남매를 키웠다. 만성피로 등으로 진단받은 결과 당뇨 수치가 400mg/dℓ 이상인 중증의 당뇨였다.

그녀는 여주가 당뇨에 효험이 있다는 정보를 듣고 여주를 먹기 시작했다. 여주를 얇게 잘라서 소금물이나 얼음물에 담가서 쓴맛을 제거하고 먹었다. 그리고 여주 장아찌, 여주 발효액과 여주 피클(양파, 오이, 여주, 보리수 열매 등)을 만들어 마시거나 반찬으로 섭취했다.

또한, 여주는 열을 가해도 비타민C가 파괴되지 않는다는 사실을 알고 여주와 여주 잎을 볶거나 삼계탕에 넣어 보양식을 겸하여 꾸준히 먹었다. 그러자 식후 2시간 혈당이 107mg/dℓ로 정상 회복되었다.

그렇다면 여주의 당뇨 치료 기전은 무엇일까?

여주에 들어있는 베타카로틴 성분과 비타민C는 100g당 120mg 함유되어 있는데, 이는 오이의 20배, 레몬의 5배에 해당한다. 비타민C의 강력한 항산화력으로 인해 세포의 산화 및 활성산소가 억제되어 췌장 기능이 회복된 것이다. 또한, 여주의 모모르데신 성분은 사포닌 계열로서 지방세포의 성장을 억제하고 혈액의 점도를 낮추어 혈류를 개선한다. 혈류 개선으로 췌장에 산소와 영양이 원활하게 공급되어 췌장 기능이 회복된 것이다.

이집트 카이로 대학에서 당뇨병에 걸린 쥐를 대상으로 여주 추출물로 혈당 강하 실험을 하였는데, 4주간 투여한 결과 혈당이 현저하게 낮아졌다고 밝힌 바 있다.

▣ 꾸지뽕의 폴리페놀

MBN에 출연한 O명숙(58세) 씨, 그녀는 심한 피로감과 함께 체중이 7kg이나 빠지고 기력이 쇠하여 산송장이나 다름없었다고 한다. 진단 결과 급성 당뇨로 병원 약을 처방받았지만, 오히려 혈당 수치가 300~400mg/dℓ까지 높아지는 등 증세가 더욱 악화하였다. 그녀는 병원 치료마저 포기한 후 자기 나름의 방법을 찾았다. 현미 잡곡밥에 꾸지뽕 가루를 넣고, 꾸지뽕잎 물을 달여서 마시며 음식에도 넣어 먹었다. 그리고 꾸지뽕잎 떡을 빚어 먹는 등 꾸지뽕을 꾸준히 섭취한 후 공복혈당이 108㎎/㎗로 정상 회복되었다.

꾸지뽕잎에는 폴리페놀, 카테킨, 루틴 등의 항산화 성분이 다량 함유되어 있어서 중성지방을 분해하고 활성산소를 억제하며 중금속을 배출시킨다. 그 결과 혈액이 맑아지고 면역력이 높아져 췌장 기능이 회복된 것이다.

■ 돼지감자의 이눌린

MBN 출연자인 O남순 씨(60세, 여), 그녀는 어느 날부터 복통이 심하고 아무것도 먹지 못하게 되자 입원하여 진단받은 결과 담석증이었다. 입원 당시 그녀의 혈당은 450㎎/㎗까지 올라갔으며 그 후 3개월 평균 혈당 수치는 300㎎/㎗로 중증의 당뇨였다. 하지만 지금은 당뇨약을 끊을 정도로 혈당이 정상으로 회복되었다. 현재 당화혈색소는 5.8%(혈당 약 112㎎/㎗)로 정상 혈당을 유지하고 있다.

그녀는 "당뇨약을 평생 먹어야 한다."는 말을 들었지만, 평생 약을 먹는 것은 진정한 치료가 아니라는 사실을 깨닫고 '뭐를 먹으면 당뇨를 극복할 수 있을까?' 생각하면서 당뇨에 좋은 다양한 식품을 재배하였다. 그 중 "당뇨를 극복하는 데 결정적으로 도움을 준 것은 돼지감자였다."고 밝혔다. 돼지감자 달인 물을 꾸준히 마시자 당뇨가 호전되기 시작했으며 3년이 지난 지금은 당뇨가 완치되었다.

돼지감자의 당뇨 치료 기전은, 돼지감자에 들어있는 중성지방을 분해하는 성분인 이눌린 효과다. 중성지방이 줄어들면 혈액순환이 개선되므로 산소와 영양이 충분히 공급되어 췌장 기능이 개선된다.

돼지감자는 냉성 식품이므로 냉성 체질을 가진 사람은 설사할 수 있으므로 열성 식품과 함께 섭취하는 것이 좋다. 그리고 식물은 껍질에 유효 성분이 많으므로 깨끗이 씻어서 껍질을 함께 섭취하면 더 큰 효과를 볼 수 있다.

이눌린은 우엉 · 도라지 · 더덕 · 민들레 · 인삼 · 치커리 등에 많이 들어 있다.

◼ 모링가의 비타민C

MBN 출연자인 O은선(55세, 여) 씨는 지난 2006년 소변이 자주 마렵고 갈증이 심했다. 또 아이스크림을 한 번에 10개까지 먹을 정도로 단것을 많이 먹었다고 한다. 어지럽고, 다리의 힘이 없고, 체중이 10kg이나 줄어서 병원진단을 받은 결과 당뇨 수치가 280mg/dℓ로 중증 당뇨였다. IMF 때 남편의 사업 실패와 직장 스트레스가 당뇨의 원인이었다고 말한다.

그녀는 병원에서 약을 처방 받았지만, 효과를 보지 못했다. 결국 병원에서는 당뇨를 치료하기 어렵다고 판단하고 딸의 권유로 모링가 잎을 섭취하면서부터 혈당이 조금씩 내려가기 시작했다. 모링가 잎을 요구르트와 함께 갈아 하루 1회씩 3개월간 섭취하자 소변이 맑아지고 탁한 소변은 더는 나오지 않았다고 한다.

그리고 5~6개월 지나자 식후 혈당이 124mg/dℓ(140mg/dℓ가 정상)로 회복되어 당뇨를 완전히 극복하고, 지금은 쌀밥과 과일도 먹을 수 있게 되었다. 그녀는 무가당 요구르트에 모링가 가루와 과일, 견과류 등을 함께 갈아서 간식 대용으로도 먹는다. 그리고 모링가 씨앗도 껍질을 제거하고 요구르트 100㎖ 기준으로 씨앗 5알 정도 넣어 갈아서 먹는다.

모링가 잎은 쓰고, 맵고, 달고, 신맛, 떫은맛 등 5가지 맛이 난다. 모링가 잎은 비타민C 계열의 항산화 성분인 아스코르브산이 풍부하여 활성산소의 발생을 억제하고 췌장 기능을 회복시킨다.

물을 끓인 후 김이 빠져나간 다음 모링가 잎을 넣고 우러난 차를 마시면 본연의 향기를 즐길 수 있다고 한다. 모링가 잎은 말리는 과정에서 약성이 극대화되는 것으로 알려졌다.

미 국립보건원은 "모링가에는 46가지의 항염증, 항산화 성분을 비롯하여 각종 비타민, 칼슘, 각종 미네랄 등 92가지 종류의 영양소가 들어 있고 필수 아미노산은 9가지나 들어 있다."고 발표했다. 모링가 잎에는 칼슘이 우유의 4배, 비타민C는 오렌지의 7배, 철분은 시금치의 25배 들어있다고 한다.

일본 히로시마 식품연구소는 "모링가 잎에 항산화 성분이 93.2%나 함유되어 있다."고 밝혔다.

모링가 씨앗에 들어있는 식물성 지방은 혈류를 개선하고 지용성인 비타민E는 활성산소를 억제하므로 췌장 기능 회복에 도움을 준다.

이상 언급한 식품 외에도 알칼리성 식품과 항산화 성분이 풍부한 식품 혹은 지방분해 효능이 있는 식품을 섭취하면 당뇨 예방과 치유 효과를 얻을 수 있다. 다양한 미네랄과 풍부한 항산화 성분을 섭취하면 활성산소가 억제되어 혈류가 개선되므로 췌장 기능이 회복되는 것이다.

윤태호 저자의 또 다른 책

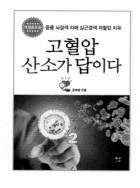

고혈압은 자칫 뇌혈관이 터져 위험에 이를 수 있는 무서운 병이다. 따라서 반드시 치료해야 하는 질병이다. 혈압은 세포에 혈액을 공급하기 위해 심장이 힘을 가할 때 혈관에 미치는 압력이다. 정상혈압만으로는 충분한 산소를 공급할 수 없을 때 부족한 산소를 더 공급하려고 나타나는 현상이 고혈압이다. 현대 의학의 고혈압 치료법은 심장의 힘을 약화하거나 물을 강제로 배출시키는 방법이다. 따라서 혈압약을 복용하면 운동 능력 저하, 빈혈, 발기부전, 심장병, 암 등의 심각한 부작용을 동반한다. 고혈압에 대한 본질적 이해가 부족한 의사 중에는 혈압약 부작용 논란에 편승하여 '고혈압은 병이 아니다, 방치하라'고 주장하는데 그것은 매우 위험한 처방이다. 고혈압은 산소 부족을 알리는 위험 신호이므로 반드시 치유해야 한다.

이 책은 고혈압의 원인과 치유의 원리를 사상 최초로 밝힌 책이며 저혈압, 심근경색, 뇌경색, 치매는 물론 혈압과 관련된 모든 질병의 본질을 다루었다. 또 이제껏 혈압과 관련하여 의학계가 오해하는 내용 전반을 본질적으로 다루었다. 책에서 제시하는 방법을 이해하면 누구라도 약 없이 고혈압에서 자유로워질 수 있다.

윤태호 저자의 또 다른 책

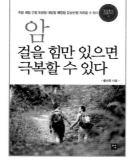

전 세계에서 암으로 사망하는 사람은 1년에 약 700만 명에 달한다. 그로 인해 암이 가장 무서운 병으로 인식되어 있다. 그러나 암 환자가 죽는 실제 이유는 암 때문이 아니다. 암에 대한 두려움과 극약 처방으로 인해 사망하는 것이다.

암에 대한 편견을 버리면 누구나 스스로 극복할 수 있다. 4기 혹은 말기와 같은 위중한 암을 극복한 사례는 수를 헤아릴 수 없을 정도로 많다. 저자는 몸에서 암이 없어졌거나 그대로 있더라도 생존하는 사람은 이유가 있으며, 그 이유를 알면 암을 정상세포로 돌릴 수 있다고 설명한다.

다만 항암제와 같은 극약 처방을 피하고 정상세포를 건강하게 바꾸는 방향으로 치유하면 암을 극복할 수 있다고 말한다. 특히, 암을 치유하는 식약재 선택법, 호전반응 판단법 등 환자나 가족 스스로 암 자연치유 방법을 선택하고 실천할 수 있는 방법을 제시했다. '암 산소에 답이 있다' 책과 함께 읽어야 할 암 환자 필독서다.

윤태호 저자의 또 다른 책

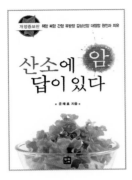

이 책은 암이 발병하는 근본 원인을 논리와 실험과 사례로 규명하고 암이 재발하지 않는 근본적 자연치유법을 제시한다. 일상생활에서 암을 유발하는 요인과 예방하는 방법을 분석하고 제시했다. 이를 통해 환자 스스로 암 발병 원인을 찾아 제거하고 자신의 기호와 형편에 따라 자연 치유하는 방법을 선택하여 실천할 수 있도록 하였다.

특히 수술과 항암제 처방의 근거인 암 전이설, 무한증식설, 유전설의 실체가 없음을 밝혔다. 암에 대한 막연한 두려움과 극약처방을 피할 수 있는 지식을 담고 있다.

이 책은 전체적으로 하나의 논리로 구성되어 있다. 부분적으로 보면 기존 학설과 충돌하여 많은 의문이 들 것이다. 그러나 이 책에는 그러한 모든 의문에 대한 답이 들어 있다.

암을 제거하던 기존 방향에서 암세포를 살리는 방향으로 치료해야 암을 정복할 수 있다는 새로운 암 치료의 모델을 제시하였다. 또 암의 본질을 이해하여 스스로 암 발병 원인을 진단하고 자가 치유할 수 있는 방법을 안내한다. 암 환자라면 '암 걸을 힘만 있으면 극복할 수 있다' 책과 함께 읽어야 할 필독서다.

윤태호 저자의 또 다른 책

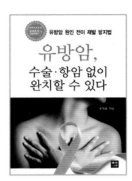

유방암은 본질에서 위험한 병이 아니다. 이유는 소화에 영향을 주는 장기가 아닐 뿐만 아니라 뇌 산소 공급에 영향을 주는 장기도 아니기 때문이다. 그럼에도 불구하고 많은 유방암 환자가 사망한다. 그 이유는 항암제를 사용하기 때문이다.

의사들은 유방암을 전이하는 것으로 오해하여 수술 후 곧바로 항암제를 처방한다. 항암제를 받으면 많은 경우 2~3년 내에 간, 골수, 폐 등에서 암이 발병한다. 그뿐 아니라 여성호르몬차단제를 처방한다. 여성호르몬 차단제를 복용하면 모든 장기에서 암 발병 가능성이 높아질 뿐만 아니라 노화가 급속도로 진행된다.

유방암 환자는 갑상선암 환자보다 100배 이상 사망한다. 갑상선암 환자에게는 항암제를 사용하지 않지만, 유방암 환자에게는 항암제를 사용하기 때문이다.

유방암 진단 후 최초의 선택이 운명을 좌우한다. 일단 수술 받고나면 항암제를 거부하기 어렵고 결국 빠져나오지 못할 깊은 수렁으로 빠져드는 것이다. 이 책에서 밝힌 유방암의 발병 원인을 바르게 알고 치유법을 적용하면 수술이나 항암제를 사용하지 않고 유방암을 극복할 수 있다. 유방암 진단을 받고 수술이나 항암제 처방을 앞두고 있거나 이미 항암제를 몇 차례 받은 환자에게도 이 책을 적극 추천한다.

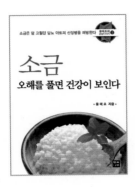

현대 의학은 소금이 고혈압을 비롯한 각종 질병을 일으킨다고 주장한다. 하지만 그것은 일방적인 주장으로 의학적 근거가 전혀 없다. 대부분 기전이 없고 왜곡된 실험을 비판 없이 인용하고 있다.

소금은 고혈압을 비롯한 각종 성인병 예방에 필요할 뿐만 아니라 산소와 물 못지않게 매우 중요한 식품이다. 또한, 강력한 살균력과 중금속 흡착력 및 지방분해 능력으로 암 · 당뇨병 · 심장병 · 아토피 등 성인병 예방에 필요하다. 소금은 물 섭취량과 보유량을 좌우하므로 '생명의 근원의 근원'이라 할 수 있을 만큼 중요하다. 전 세계 장수국가에서는 상대적으로 많은 양의 소금을 섭취한다. 김치와 된장이 전 세계 장수식품 혹은 항암 식품으로 인정받은 것도 바로 소금의 효과다.

이 책은 소금의 인체 역할, 소금 속 미네랄의 오해, 소금의 질병 예방 효과, 소금의 사용 방법, 그리고 양질의 소금을 선택하는 방법까지 그동안 학계가 다루기를 주저하던 부분까지 과학정보의 요건에 근거하여 세세하게 다루었다. 그동안 이유를 알지 못한 채 저염식으로 건강을 잃은 사람들에게 신선한 충격과 함께 새로운 희소식이 될 것이다. 특히 소금에 대한 오해와 편견을 갖고 있으면 고혈압 · 암 · 당뇨를 치료하기 매우 어렵다. 성인병이 있는 사람이나 식단을 책임지고 있는 사람의 필독서다.

윤태호 저자의 또 다른 책

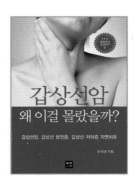

우리나라에서는 매년 43,000여명의 갑상선암 환자가 발생한다. 30년 전보다 30배나 더 증가한 수치다. 인구10만 명당 갑상선암 환자수가 영국과 일본보다 10배 이상 많다. 이처럼 전세계적으로 유례를 찾아볼 수 없을 만큼 환자수가 급등한 요인은 '과잉진단' 말고는 달리 설명할 길이 없다. 같은 기간 우리나라에서 원전 폭발로 인한 방사능 유출과 같은 특별한 암 발병 요인이 없었기 때문이다.

국내 갑상선암 환자 90% 이상은 1cm 이하의 조기 암으로 무증상이다. 주요 의료 선진국에서는 조기의 갑상선암은 수술하지 말라는 지침을 두고 있다. 그러나 우리나라에서는 대부분 수술이 이루어진다.

2014년 국내 갑상선암 환자 43,000여명 중 15,000명이 수술을 거부했으나 수술한 환자들과 생존률에 차이가 없었다. 수술을 받으면 평생 약으로 연명해야 하지만, 수술받지 않고 원인 치유를 하면 갑상선을 지킬 수 있을 뿐만 아니라 정상으로 회복할 수 있다. 이 책은 갑상선암 환자의 수술여부에 대한 판단과 수술 후 재발 방지 방법을 제시하고 있다.